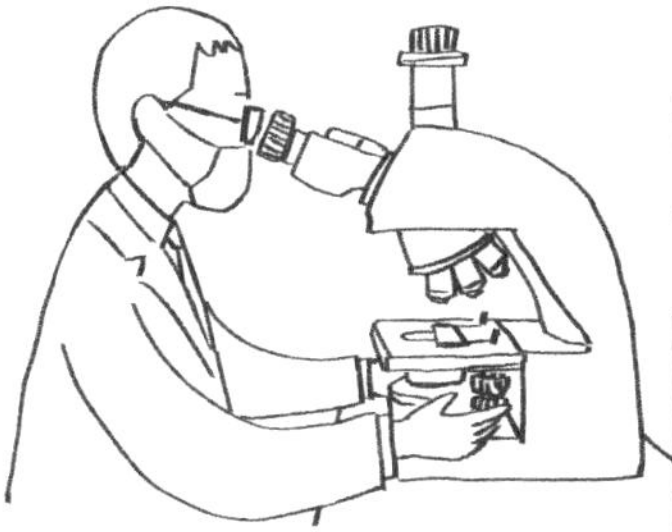

病理医が
切実に伝えたい

病気の仕組みと予防の正解

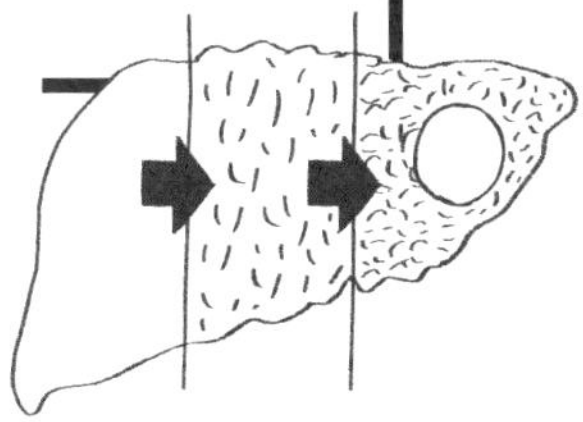

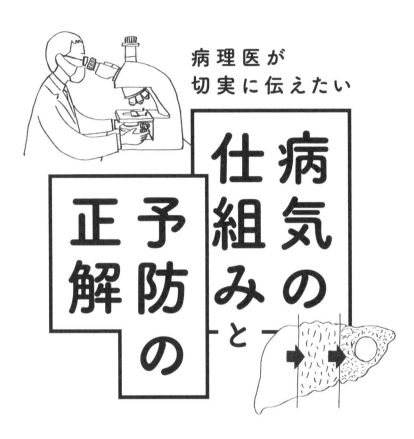

峰 宗太郎

マガジンハウス

はじめに
病気そのものの専門家として伝えたい「病気」と「予防」の話

はじめまして。峰《みね》宗《そう》太《た》郎《ろう》と申します。病理医という医師であると同時に、薬剤師でもあり、さらに研究者としてウイルスやワクチンなどの研究もしています。

この本では、**がんや感染症、いわゆる「生活習慣病」といった身近な病気の基本的な仕組み、基本的な病気の予防法、そして、「正しい医学情報」の集め方を紹介していきます。**

えっと……、まず病理医って何をする医者なんですか？

病理医は英語で「pathologist」といいます。「patho（病気の）＋logy（学問）」が病理学（pathology）で、**病理医とは「病気そのもの」の専門家ともいえる医師**です。

ただ、病理医と聞いてもなじみがない人がほとんどでしょうね。それもそのはず、病理医は、患者さんと直《じか》に接することがまずありません。ですから「病理医、何それ？」と思われても無理からぬことなのです。

病理医は「病気そのものの専門家」

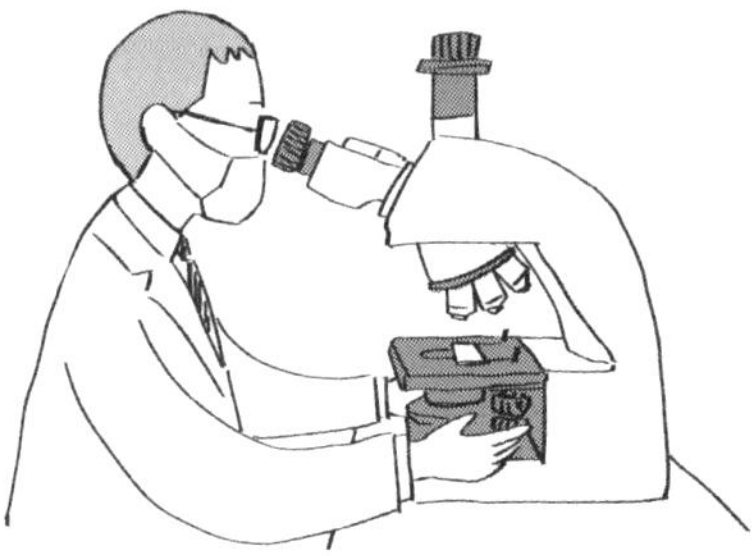

では病理医は誰を相手にして仕事をしているのかというと、主に臨床医です。臨床医とは簡単にいうと、みなさんが病院で接する「お医者さん」たちです。患者さんと直接話して診断したり、実際に治療を行ったりする。そんな臨床医の「サポート役」を病理医は務めています。

たとえば検査や手術で採取された細胞や組織など「体の一部」を、顕微鏡を使ってよくよく調べて病気の兆候はないか、あるとしたらどんな病気なのかなど、臨床医が治療を行うために必要となる正確な診断を下します。患者さんと直に接することはまずありませんが、患者さんが受ける医療に実はかなり深く関わっているわけですね。

それ以外にも、不幸にして病気で亡くなってしまった方のご遺体をよく観察し、さらに解剖して顕微鏡で精査することで、その方がどのような病気、症状によって亡くなったのかを調べる、ということもしています。これを「病理解剖」と言います。

病理医は「病気の仕組み＝病理」を専門とし、病気の診断をすることで治療方針の決定、さらには今後の医療の発展のために働いている医師であると理解してもらえればと思います。病理医は、患者さんに接しない病院の奥まったところにいることが多いですが、その性質は、医学の「研究」とも近いので、研究の仕事をしていることもあります。

日本には「専門医」という制度があり、臨床医は呼吸器専門医、循環器内科専門医、消化器外科専門医……などという具合に専門分野が分かれています。みなさんが最も多く訪れるであろう「内科」のお医者さんにも実は専門、言い換えれば「得意とする分野」があることが多いわけですね。看板に書かれていなくても病院案内には書いてあったりするので、今度、よかったら見てみてください。

また、臨床医は直に患者さんと接する立場にありますから、患者さんとのコミュニケーションスキルを磨いたり、保険診療に関する制度を学んだりもします。いろいろとやることがあるわけです。

一方、病理医は「病気そのもの」に近い専門分野で働いているともいえます。患者さんと直接話して情報を得ることもなければ、外科手術ができるわけでもありません。ただ純粋に、診断する対象として体をみて、病気のことを追究していきます。全身にはそれこそいろいろな病気が発生しますから、実は膨大な量の勉強と訓練、経験を要する仕事です。

そんなわけで、人体の仕組みや病気の発生メカニズム、細胞・組織レベルの分析……などなどに日々接しているわけでして、**ヒトの健康と病気には全般的にちょっと詳しいのが病理医**なのです。

そこで、ある意味では、病気や医療の全体を見渡すような立場にいる病理医として、また、研究もしている医師として、一般の読者に向けて正しい情報をお伝えしたいと思い、この本を執筆することにしたのです。

世の中には「健康書」はたくさんありますよね

はい、本当にたくさん、そこらじゅう「健康本」だらけという状況ですよね。本屋さんに行っても、Amazonのページを見ても、新聞の広告欄を見ても、「健康本」で溢《あふ》れかえっています。それだけ「売れるコンテンツ」というわけでしょうね。健康や病気について多くの人が興味を持っていることの表れであると思います。こんなにたくさん健康本があるなかで、病理医・研究者というちょっと引きこもりみたいなところで仕事をしている私が、なぜ、あえて本書を書こうと思ったのか。先ほどお話しした「病気全般についてちょっと詳しい」ということ以外にも、二つほど理由があります。

一つは、**しっかりとしたヘルスリテラシーにもとづく「病気」の仕組みと「予防」の具体的な方法を知ってもらいたい**という切実な思いからです。「予防」こそが、できるだけ元気に長生きできるいちばんの秘訣だということは、みなさんも感じているのではないでしょうか。

医学部を卒業した若い医師はまず研修医となり、さまざまな分野で実習を積む初期研修を受けます。医師の仕事の全体像を把握し、基本知識・基本技能を身につけるためです。この初期研修を終えると専攻医になり、基本的に今度は専門医となるための修業をします。私も研修医の頃には直接患者さんと接しましたし、担当患者さんが亡くなるという経験を何度もしました。後期研修の頃からは訪問診療や人間ドックの仕事も研修と並行して行っていました。病理医になってからの十数年で、病理解剖をしたご遺体は200体以上に及びます。そのなかで、いろいろなことを考えたり、気づかされたりしてきました。

病気には、一度かかると回復が難しく、命を脅かしかねないものが多くあります。発見が遅れると手の施しようがないこともあります。そういった状況の方もたくさん見てきました。健康なときには想像しにくいかもしれませんが、病気になると、治療を受けたとしても必ず回復するというわけではないのが現実です。

そうなると、重要なのは、まず病気にかからないようにすること。そう、つまり「予防」がとても大事なのです。また、適切な予防をするためには、病気と予防法に関する知識を持つことが必要になってきます。

病気で亡くなるというのは、いわば「病気が進行しきった最終形態」であることがほとんどです。そういう状態になってしまったご遺体と接してきたからこそ言いたいと思うのです。**「手遅れになってしまう前に、もっとできることはたくさんあったのに……」**と。

その思いが本書執筆の大きな動機となりました。

そしてもう一つの理由は、今も少し触れた**「ヘルスリテラシー」を身につけるお手伝いをしたい**からです。ヘルスリテラシーとは世界保健機関（WHO）による定義では「個人のライフスタイル・生活の条件を変えることで、個人の健康や地域社会の健康を改善できるような、一定レベルのスキルや自信に到達できること」とされています。「リテラシー」とは、簡単に言うと、ある分野についての知識を収集・習得し、得た情報を精査し、上手に活用できる力のことをいいます。

自慢じゃないですが私、自分で勉強しているし、健康意識が高いんです

そういう人にこそ、いまいちど、立ち止まって考えていってもらいたいのです。

「なぜこの方は病気になってしまったんだろう？」
「なぜ治療がうまくいかなかったんだろう？」
「何か他にできることはなかっただろうか？」

職業柄こうした、根本的な問いに答えようと、カルテ（診療記録）を読んで患者さんの

経過を詳しく見ることがよくありました。そんななかで忸怩《じくじ》たる思いに苛《さいな》まれることも少なくありません。

たとえば、子宮頸癌《けいがん》で亡くなってしまった若い女性。子宮頸癌に対しては予防効果が確認されている、根本的な予防策となるHPVワクチンがありますし、検診も実施されています。みなさんは、そんな優秀なワクチンがあるということを知っているでしょうか？検診はしっかり受けていますか？

ひょっとしたらこの患者さんも、ワクチンを打っていたら、検診で早く見つかっていたら救われていたかもしれない……。「本当は、もっと長く生きられたかもしれないのにな」と、やり場のない怒り、悲しみを覚えるのです。

日本でも（いや「特に日本では」と言ったほうがいいかもしれません）、「子宮頸癌ワクチン」は大きな社会問題になってきました。子宮頸癌を予防できるHPVワクチンは、世界では標準的なワクチンですが、日本では「深刻な『副反応』や『後遺症』がある」というニュースが流れたり主張したりした人がいたこともあり（現在、因果関係は科学的に否定されています）、国が接種を積極的にすすめることを放棄してしまい、長い期間にわたって接種率が1パーセント未満という状況になっていました。その結果、世界的には子宮頸癌はほぼ撲滅が目指せる疾患になってきているにもかかわらず、日本ではまだ子宮頸癌で亡くなる女性を十分に減らせていません。

ある患者さんは手術が不可能なほどに進行した状態の癌で[1]、はじめて大きな病院へやってきました。できる治療はすでにほとんどなく、そのまま不幸にしてお亡くなりになって病理解剖をされました。カルテを読み返してみると、はじめは本人が体調不良で受診して近くのクリニックの医師から癌の診断を受けていました。それは数年前でしたが、その際**にとある「健康本」を手に取り、さらにSNSの情報と親しい友人から得たアドバイスに従って「独自の医療」として「(補完)代替医療」「民間療法」を施す医師に通っていました**。ＳＮＳに闘病記などを報告することはいろいろメリットもあるかもしれませんが、怪しい人たちが群がってくることもあるのです。ＬＩＮＥグループなどでは「密室」のような状態で不正確な情報が蔓延《まんえん》することもあります。しかし病気はどんどん進行して症状がひどくなり、治療法を見直して、再び普通の病院に行ったときには手遅れになっていた……。こういったケースは、実は結構あります。患者本人は亡くなってしまうので問題提起がなかなかなされないということもあります。

本来知っておくべき大切な情報が十分に届いていないケース、情報の選び方がわからないケース、そしてさらには「ワクチン悪玉説」などのような、医療の常識や主流に真っ向から反対するようなとんでもない情報を信じてしまうケースは本当に多いのです。嘘の医学情報(トンデモやインチキですね)で一般の人たちを惑わせる医者や素人インフルエンサーもいて、「トンデモ医学」がはびこる非常に深刻な状態です。

「本当かな？」と思うような健康情報を目にすることがあります

私自身、昔から多くの人がどんな医療・健康の情報に触れているのかに興味がありました。ツイッター（現X）などのSNSでの情報を見て危機感を抱いたこともあって、ある企画に関わった際に日本で出版されている「健康実用書」を250冊以上片っ端から読んでみたことがあります。

結論から言ってしまうと、そのなかで信頼に値するものはごくわずかでした（そのわずかにはすばらしい本ももちろんあり、それらは巻末でも少し紹介しています）。ほとんどは何の役にも立たないか、むしろ有害であるといっていいようなデタラメ情報で埋め尽くされているのです。信頼できるなという本はAmazonランキングには出てこない、おそらく書店ではひっそりと売られているような地味な本か、専門家しか手に取らないような「お堅い」本ばかりで実際あまり広まっていないことが多いのです。一方で、「売れている」と評判で目立っている本やYouTubeの情報などはほとんどがひどい内容と言わざるをえません。読んでいてクラクラするようなものが本当に多いのです！

1　医学的に「末期がん」という定義はないのですが、根治のための治療法がない状態だと判断されることはあります。

トンデモ医学本にご用心

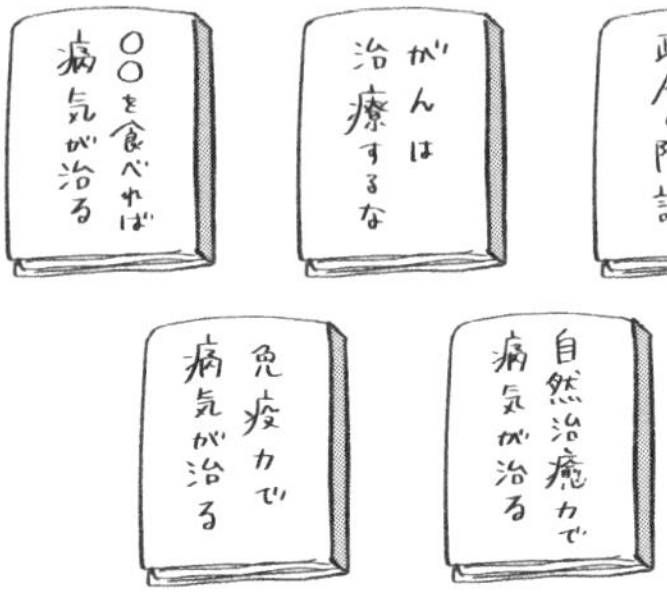

「○○を食べれば病気が治る」「がんは治療するな」「ワクチンは政府の陰謀」「○○するだけ」「○○を揉《も》め」「自然治癒力で云々」「免疫力が云々」「解毒が云々」……。強くて汚い言葉づかいを許してもらえば、そんな題名や内容の本は、基本的にすべてゴミと言ってよいようなものです。こうした本を出して「売れる」ことが日本でも当たり前になっているなんて、見過ごせる状況ではありません。私が仕事をしていたアメリカでも、トンデモ医学に惑わされてしまっている人は少なくありませんでした。トンデモ医学は日本特有の問題などと言う人がいますが、そんなことはまったくありません。代替医療などに関係する「被害」はアメリカのほうが大きいとも思われます。

気づいてほしいのは、むしろ**「私は健康意識が高く、最新の情報にも精通している」と考えている人ほど、「意識が高い」人ほど、気づかないうちにおかしな医療情報に絡め取られていることが多い**ということなのです。「能力や専門性や経験の低い人ほど、自分の能力を過大評価する傾向がある」

という認知バイアスについての仮説を「ダニング＝クルーガー効果」と言います。本当に能力のある人のほうが自分を客観視できるようになり、謙虚になり、自信過剰にもならないもの、ということなのでしょうね。

トンデモ医学って問題なのかな？

もちろん大・大・大問題です。医学や医療、健康に関わる話は人の生死に直結するものですから。「健康で幸せに暮らしたい」「できるだけ長生きしたい」「病気で苦しい思いをするのは怖い」……。こういったことは人間として当たり前の望み・感情ですよね。

トンデモな医学はこの心理につけ込み、商品を売り込み、お金を巻き上げます。それどころか、虚偽の情報を流し、信じ込ませ、誤った生活習慣を根づかせたり、適切な治療への道から遠ざけたり・閉ざしたりすることもあります。心理的にも人を追い込んで偏らせ、人間関係もこじらせることがよくあります。それらの結果、命が失われたり、もっと長かったはずの余命が短くなったりしたら、これはもう間接的な殺人といってもよい状況ですよね。

私は何人かの、トンデモ医師に絡め取られて手遅れになってしまった方々の解剖をしています。社会的に地位が高かったり、著名だったりした方もいました……。**いくら有名だ**

ろうとお金持ちだろうと高学歴だろうと、おかしな「医学」に絡め取られてしまったら、そういう末路になってしまうことがあるわけです。がんを放置するだとかアトピー性皮膚炎に対する脱ステロイドをするだとかなどは典型例で、適切な治療を否定することで症状が悪化、病気が進行してしまいます。

そういった人たちと、適切な医療を受けられた人たちの間に生じうる違いは、いったい何でしょう。

一つは「運」です。そしてもう一つは「基本的なリテラシーの有無」です。病気になったときに、運悪く近くにひどい医師や余計なことを言う人がいて、しかもそれを見破れる力がなかったら、もうおしまいです。誰にも救えません。

憲法で「表現の自由」が保障されていても、それが公共の福祉に反する場合などには、絶対的な権利ではなく調整が入ります。私はトンデモ医学なども極端なものについては規制などの対象になってしかるべきだと思っているのですが、現状「表現の自由」は異様に尊重されすぎていて、規制をかけることはとても難しく、完全に野放しといってよい状況です。嘘はつき放題、デマはつくるのにも広めるのにもコストがほとんどかからず、あっという間に広がります。言葉で人を殺すのが許されている現状は間違っていると思います。

どうにかニセの情報が世にはびこるのを止められないかと、情報検索サイトや大手ECサイト、SNSなどに掛け合ったこともありました。しかし一介の病理医である私では、全く影響力がなく聞く耳をもってもらえません。ツイッターなどは最近ではむしろ逆行する動きが大きくなりました（一方、YouTubeなどは誤情報に対するガイドラインを策定して取り組みを始めています）。新聞社は広告欄については「報道の内容ではないので広告の内容は知らない」などと無責任でいい加減なことを平気で言います。たとえば日本新聞協会の新聞広告倫理綱領というものがありますが、これを読んでみると、ほとんど守られておらず、形骸化してしまっているように思います。

しかし、仮にネットやテレビ、新聞、書籍、雑誌などの情報・発信源を制御し、怪しい情報を絶つことができたところで、**情報の受け手・使い手であるわれわれ一人ひとりのリテラシーが上がらなくては、最終的な解決にはならない**でしょう。

ヘルスリテラシーが自分を守ってくれることになるのでしょうか

なると信じています。ただし、医学や健康に関わる情報というのは非常に専門的かつ複雑で、その取り扱いは一筋縄ではいかないというのも事実です。本書さえ読めば、すべてを理解できる、リテラシーが一気に完成する……などということは当然ありません！

みなさんにぜひ、これから取り組んでもらいたいのは、最低限のヘルスリテラシーと考え方をもったうえで、正しい情報に触れながら、「ご自身の頭で考え続け、適切な選択をし続けてもらうこと」なのです。

その基礎づくりのお手伝いとして、私にできることといえば、コツコツと「正しい情報」を発信するくらいです。

私自身も少しでも一般の人たちにリーチできればと、２０１７年頃からツイッターなどでの発信を始めました。ありがたいことに一時は9万人近くの方にフォローしていただき、**相談サービスの「マシュマロ」などを経由してこれまでにみなさんからの疑問・質問に7万件以上お答えしてきました**。そこであらためて認識したのは、いかに多くの人が健康や医療に関しての不安を抱えているかということ。そして、不正確な情報にもとづく思い込みがあったり、そもそも情報のとり方を学んだりしていなかったりすること、正しい情報にたどり着けないことなどに起因する問題の大きさでした。

ツイッター上で、志をともにする専門家、主に医師たちと交流する機会も増え「正しい情報を、わかりやすく発信すること」の重要性も何度も感じました。そしてコロナ禍でも情報発信をしながら、いろいろと考え続けてきました。

前書きの最後に、もう少し広い考え方にも触れたいと思います。私たちが健康でいることは大切ですが、人間は病気におびえる「ために」、病気と闘う「ために」生まれてきたのではありません。健康のためなら死ねる！　というのはギャグになってしまいますが、極端な話、それに近い行動や考え方を採ってしまう人もいるわけです。本末転倒というものですね。

人生で最も重要なのは、一人ひとりがそれぞれの幸せを追求しながら、充実した毎日を送ることだと思います。**できるかぎり健康を維持することは、人生の目的ではなく、幸せな人生を叶える「一つの手段」にすぎない**のです。目的と手段をはき違えてはいけません。しかしながら手段を馬鹿にしては目的達成もできません。

この本では、主に次のようなトピックについてまとめています。

- **■がんや感染症、いわゆる「生活習慣病」はどういう病気で、何が原因となるのか**
- **■病気をなるべく防ぐための食事や生活習慣はどのようなものか**
- **■「断食」「免疫力」「自律神経失調症」……などに医学的な根拠はあるのか**
- **■たくさんある「医療情報」の中からどうやって正しい情報を見極めるか**
- **■信頼できる医師や病院をどうやって見つけるか**

学問はどんな分野でも、「入門（概要・原理・原則・用語など）→基礎（総論と各論の全体像）→発展（例外や特殊事例、将来への課題を含む）」などというように学んでいくと思いますが、そのなかでも入門は何より大事です。この本ではすべてを入門に特化して述べます。そのため、あえて単純化などをしている部分もありますし、細かい参考文献なども割愛しました。考え方がまずは大事であると考えているからです。「発展」にすぐに飛びたがる人や重箱の隅から入りたがる人も結構いますが、それはいろいろな問題の元になります。

まずは初歩の初歩を、千里の道も一歩から、道は王道を、ですね！

2024年5月　峰　宗太郎

目次

CONTENTS

2 時間目

今だからこそ伝えたい「感染症」の歴史と予防法

3 時間目

ちょっとした不調、そして慢性の病気とどう付き合う？

4 時間目

科学が実証した「病気にならない習慣」

5
時間目

後悔しない「情報の集め方」と「医療への頼り方」

1 時間目

日本人の2人に1人がかかる いちばん身近な「がん」の話

病気の予防には「一次」「二次」「三次」がある

最初に、「病気」と「予防」に関して、そもそも知っておいてほしい「基礎知識」を紹介します。

「病気の予防」とはどういうものでしょうか。予防というのは病気にならないようにすることと、普通は考えると思います。しかし医学的には、予防には「一次予防」「二次予防」「三次予防」の3種類があります。

一次予防とは「病気にかからないようにする」こと。食生活を正したり、運動習慣を取り入れたり、睡眠をしっかりとったりすること、また感染症に対するワクチンを打つことなどが、これに当たります。病気になるのを防ぐ、まさに一般的な意味での予防ですね。

二次予防とは「早期発見、早期治療」のこと。これは、検査で病気の「芽」を発見して対処したり、かかってしまった病気の治療を受けたりすることです。健康診断や検診は二次予防に当たります。

三次予防とは「病気からの社会復帰を目指したり、再発を防止したりする」こと。投薬治療や外科手術の後に保健指導やリハビリテーションを受け、以前のような生活を取り戻すこと、また、同じ病気が再発しないようにすることなどが、これに当たります。

「予防」って単純に「病気にならないようにすること」だと思ってました

普通はそうですよね。多くの人は「予防」と聞くと単に病気にならないようにすることを思い浮かべると思います。

これは一次予防のことだと知ることが大事です。ただ、一次予防だけでは健康を保つことはできません。いくら生活習慣に気をつけ、必要なワクチンを打っていても、不幸にして病気にかかることはありますし、そもそも予防できない病気もあります。そうなったら医療の手を借りて治療してもらう必要が生じます。

さらには、治療を受けたらそれでおしまいということではなく、今度は「病気から回復した状態」までできるだけ戻し、その状態をいかに保つかということにも取り組まなくてはいけません。リハビリはこれに当たります。

このように、予防とは病気にならないことから、病気になったときに適切な時期に適切な治療を受けること、さらには病気からの社会復帰や再発の防止まで、広範な意味合いを持つ言葉なのです。

このなかで**特に大事なのは、一次予防、すなわち「病気にかからないこと」**です。ひとたび病気にかかると、病気による痛みや苦しみは当然として、社会生活は損なわれ、医療費がかかり、精神的なダメージも受けるなど、さまざまな「コスト」や負担がかかります。病気にかからなければ、自分もハッピー、そして社会もある面でハッピーです。日本の医療費が年々増加の一途をたどっていることは、みなさんも知っているでしょう。病気にならないようにすることが、個人的にも社会的にもある意味で「コスパもよい」わけです。

では何が大事になってくるかというと、まず予防の概念を知ること。そして、今後なりうる病気にはどういうものがあるのかも知ること。その上で、病気かなと思ったときにとるべき行動や、病気になったときにとるべき行動、これらの選択肢や選び方を知ることが重要です。

病気と健康との境目はどこにあるんでしょうか?

これはとても難しい問題です。この本でも後に健康とは何かについて少し触れますが、どこからが病気で、どこまでが健康であるかというのは、なかなか明確に境界線を引けない場合もあります。

ただし、明らかに病気だというものもありますね。体調に異常を感じずに生活できていれば健康と言えそうですが、実はすでにがんが体の中にあるかもしれません。それは健康でしょうか。逆に、いつもだるいなと思っていても物理的に体には異常が見当たらないこともあります。健康と病気の境目は難しく、病気をまるっと定義づけするのは難しいこともあるのです。

この本では、代表的な病気の起こる仕組みを解説していきたいと思いますが、**健康と病気の境目は難しいこともある**、ということは知っておいてもらいたいですね。

前振りがずいぶんと長くなりましたが、まずは日本人の2人に1人が生涯のうちにかかる「がん」を見ていきましょう。

結論 病気の「早期発見」「再発防止」も大切な予防

日本人の3分の1を占める「謎の病気」

日本人の死因の第1位は「新生物」で、1年に約38万人以上が亡くなっています。1年の総死亡数が156万人あまりですから、約24・6％、つまり日本人の3分の1近くが「新生物」で亡くなっているのです。

「新生物」？ そんな病名聞いたことありません

普段、聞かない言葉ですよね。そして「新生物」による死亡のうち、ほとんどは「悪性新生物」というものが死因になっています。

「新生物」という言葉は、外国語からの訳語で、英語では「neoplasm」と言います。「neo」は新しいという意味、「plasm」は「生き物」といった意味です。この言葉が意味するのは「異常に大きく成長した組織」というものです。

実は「新生物」よりもいい訳が日本語にはあります。それが「腫瘍」です。臨床の現場でも研究の現場でも「新生物」ではなく「腫瘍」をよく使います。「新生物」は主に統計上に出てくる言葉です。

つまり、日本人の死因第1位は「新生物＝腫瘍」ということです。その中でも**「悪性腫瘍」により多くの日本人が亡くなっている**わけです。

それでは「腫瘍」とは何でしょうか。先ほどの「異常に大きく成長した組織」という説明だけではどういうことなのかはっきりとはわかりませんね。

腫瘍とは、「細胞が過剰に増えることでできる塊のこと」です。腫瘍の英語である「tumor」は、もともとはラテン語の「tumeō」から来ているのですが、これは「腫れる」という意味です。つまり、腫瘍は「体の一部が腫れている」というのが由来なのですね。

私たちの体は「細胞」が集まってできています。その数は男性で約36兆個、女性で約28兆個[1]とも言われていて、体中にさまざまな機能を持った200種類以上の細胞があるのです。

これらの細胞は、はじめは受精卵というたった一つ、1種類の細胞から始まり、それがどんどん分かれて増えていくのですが、増え方は厳密にコントロールされていて、体全体で細胞が適切な数になるようになっています。なので、健常な状態では、いつまでも体が

1　PNAS 2023 Vol.120 No.39 e2303077120

大きくなり続けることはありません。

　私たちの体の中では毎日無数の細胞が死んでいますが、同時に無数の細胞が分裂して増えています。ところが、この仕組みが崩れてしまうと、体の一部の細胞が増え続けるということが起こってきます。細胞一つひとつは直接目で見て見える大きさではありませんが、たくさん増えると、膨らんだものとして見えるようになり、これを「腫瘍」というわけです。

　ここではまず腫瘍について理解するために、細胞が増える仕組みを見てみましょう。

　細胞が増えるときには、無から「自然発生」するのではありません。すでに存在している細胞が2つに分裂することで増えていくのです。これを細胞分裂と言います。

　細胞分裂では、細胞の中身をだいたい倍に増やしたあと、その細胞が2つに分かれます。分裂した細胞がそれぞれ分裂して成長して……というサイクルを繰り返し、どんどん細胞が増えていきます。このサイクルを細胞周期と呼びます。

　ヒトの体には推計で約28~36兆個も細胞があるという話をしました。しかし、体にあるすべての細胞がつねに分裂を繰り返しているわけではありません。分裂を止めている細胞や分裂しにくい細胞などが実際にはかなりあるのです。

　しかしいずれにせよ、**細胞が増えるときには、細胞周期というサイクルによって、細胞の中身を増やし、分裂し、成長して増えていきます**。

細胞は「周期的」に増えていく

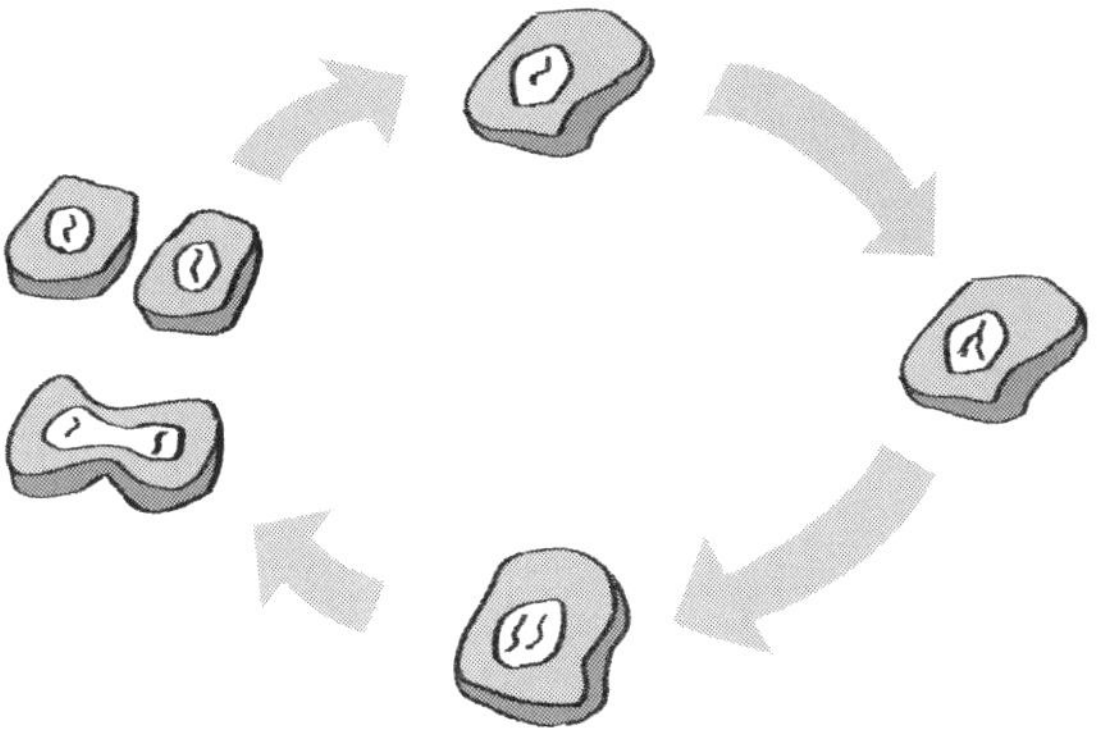

細胞周期というのは、それぞれの細胞が適当に行っているのではなくて、隣り合う細胞や、血液中の細胞周期を調整する信号を伝える分子などによって、進められたり止められたりしています。そういう仕組みがあることによって、細胞が増える量というのは厳密にコントロールされていて、体は適切な大きさ・形のままでいられるわけです。

しかし、細胞周期のサイクルが乱れ、細胞がどんどん増えてしまうような異常が起こるときがあります。たとえるならば、車のアクセルが一気に踏まれてしまうような感じです。

また逆に、細胞周期が回りすぎないようにするための仕組みが体には備わっているのですが、これがおかしくなってブレーキがかかりにくくなってしまう場合もあります。

先ほど、細胞は増えるだけではなく、日々死んでいっているという話をしました。「細胞が死ぬ」というと寿命で死ぬというイメージが浮かぶかもしれませんが、体の仕組みによって、死にやすさがコントロールされている部分もあります。しかし、この仕組みがうまく働かず細胞がなかなか死ななくなると、細胞の増減のバランスが崩れ、結果的に細胞の総数が増え続けることになります。

このように、細胞周期がくるくる回ってどんどん細胞の数が増えたり、細胞が死ににくくなってバランスが崩れたりということが起こると、細胞がたくさんある場所ができてしまいます。細胞一つひとつはとても小さいのですが、増え続けると塊になっていきます。

この塊こそが「腫瘍」であると、まずは考えてください。簡単にまとめると、**細胞の分裂（＝増殖、つまり増えること）と細胞の死んでいくバランスが崩れ、ある場所で細胞が増えて塊になったものが「腫瘍」というわけです**。

腫瘍には「良性」と「悪性」があるのですよね？

そうですね。「良性腫瘍」の「良性」は英語で「benign」と言い、「良性腫瘍」は「benign tumor」と言います。

もう一方の「悪性腫瘍」ですが、「悪性」は英語で「malignant」と言うので、「悪性腫瘍」は「malignant tumor」となります。しかし、実際には、非常に有名な別の言葉で言い表されます。それが、「cancer（キャンサー）」です。つまり、「cancer」＝「malignant tumor」＝「悪性腫瘍」です。ちなみに、「cancer」の語源はラテン語の「cancri」という言葉で、「カニ」を意味します。これは、乳癌の病変が固いカニの甲羅のようであり、流入する血管がカニの脚のように見えたことからきていると言われていて、「医学の祖」とも称される古代ギリシャの医師ヒポクラテスが名づけたと考えられています。さらに、「悪性腫瘍」には日本語でも、もう一つの言い方があります。それが「がん」です。つまり、「悪性腫瘍＝がん」なのですね。

ここで重要なポイントがあります。この場合の「がん」は必ずひらがなで表記します。これについては後ほど詳しく説明します。

病理学を学んだことのある人は、ここはしっかりわかっているはずです。医療業界では「ガン」とカタカナで書くことはまずないので、**「ガン」とカタカナで書かれているような本や報道は無視して大丈夫です**。

がん研究会のマーク

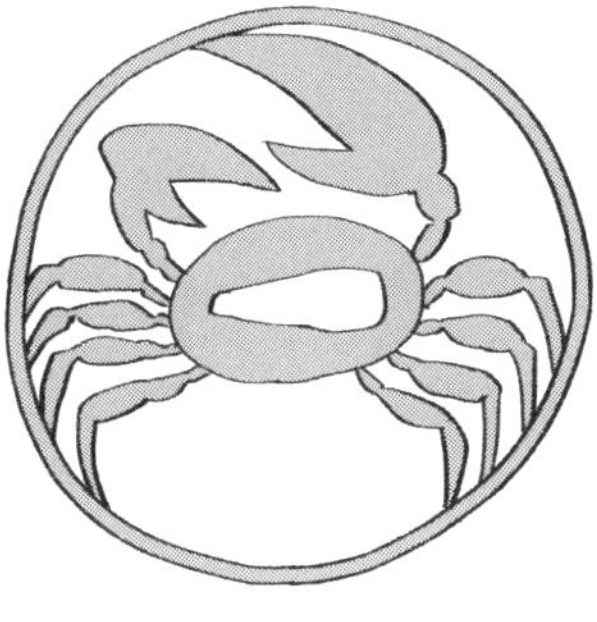

結論

日本人の最も多い死因は「悪性腫瘍＝がん」

良性と悪性の違いは「命に関わるかどうか」

ここから、腫瘍の「良性」と「悪性」とはどう違うのかを説明していきます。

シンプルに良性は良いもの、悪性は悪いものだと言えそうですが、具体的にどういう判断基準なのかを知っている人は少ないと思います。

身近にお医者さんや医療系の学生さんなどがいれば、「良性腫瘍と悪性腫瘍は何が違うの？」と聞いてみてもらいたいと思います。医療系の学生さんだと、「異型が……とかN／C比が……」とかなんとなく専門的なことを言うかもしれません。また、医師であれば「浸潤が……」「転移が……」などとさらに細かく説明をしてくれるかもしれません。

それらは間違っていない解答の一つなのですが、本質ではありません。**良性と悪性を分ける基準は「命に関わるかどうか」**です。

え？　そんなに単純な基準なんですか？

なんとなく「医学的」な感じでもないし、専門用語も使ってないし、本当に正しいの？と思われるかもしれません。

しかしこれは非常に大事なことで、基本的に「良性」と「悪性」の境目は、宿主《しゅくしゅ》（この場合には腫瘍が生じた人のことを言います）に対して生命に関わるような影響を及ぼすかどうかということになるのです。

■放置しておいても基本的に命に関わらないものが「良性[2]」
■放置しておけば命に関わってしまうものが「悪性」

とてもシンプルな考え方ですね。生死に関わるか否かで分ける。これで一件落着……とはなりませんよね。

目の前に腫瘍のある患者さんがいるとします。先ほどの良性と悪性の境目を思い出してください。この腫瘍を放置すると、このあと患者さんが死んでしまうかどうかをはっきりと判断できなければ、良性であるか悪性であるかの診断はできないということです。さあ、どうやって診断すればいいでしょうか。

2　良性でもサイズや場所によっては治療が必要なものは多くあります。

腫瘍が命に関わるかどうかはどうやったらわかるのか？　命に関わるとは、具体的にどういうことなのか？　そうした疑問が出てくると思います。

まず考えられるのは、これまで「同じ腫瘍」のある人がどのような経過をたどったかを調べることです。その人が、腫瘍が原因で死んでしまったのであれば悪性、特に命に関わるような影響がなかったのであれば良性だと診断することができます。

しかし、これはそう簡単ではありません。ある意味哲学的な話になってきます。

ある人にできた腫瘍と全く同じ腫瘍が別の人にできるというのは人類史上今までにあったと言えるでしょうか？　まずほとんどそういったことは起こりえないと思えるはずです。目の前の患者さんの「腫瘍」が、かつて人類の誰かに生じたものと同じかどうかなんてわかりませんし、そもそも「全く同じがん」が世の中にあるのかさえ、なんとも言えない。

それぞれ人間には個性があり、一人ひとりが違って、同じ人がいないように、がんにもそれぞれに個性があって、みんな違うのです。同じ「胃がん」であってもタイプが違ったり、遺伝子の変異が違ったり、ステージが違ったりして、治療法が大きく異なることがあります。なので、**たとえ患者さん同士であっても、治療法には口を出さないことが大事**です。

それじゃあ「がん」はどうやって診断されているんですか?

簡単に言ってしまうと、がんは厳密にはそれぞれ違うのだけれども、同じような振る舞いをする「仲間」として、「妥当な分類」をして診断しているのです。

これまで医学がどうやって発展してきたのかというと、まずはたくさんの患者さん、つまり、症例を集めて観察をしてきたわけです。これには長い時間がかかります。「こういう形の腫瘍は、全身に影響して死につながる」「このタイプの腫瘍は命に関わるような影響はない」……など、観察と経験をとにかくたくさん集め、記録し、経過を追ってきました。そして、それらの症例から、似たもの、共通するものを見つけ、特徴を抽出して、分類していったのです。

医学の歴史ではこういった過程は多く見られ、「医学は経験の学問でもある」と言われるゆえんでもあります。

そういった記録によって、患者さんが死なない良性の腫瘍と、放っておくと死んでしまう悪性の腫瘍の特徴がどんどんと蓄積していくことになります。その違いがわかれば、患者さんの経過をずっと追わなくても、その場で良性なのか悪性なのかがわかるようになっていくはずです。

そういう考え方でつくられたのが「診断学」です。**全く同じ腫瘍はないけれど、過去の観察と経験から腫瘍を分類し、良性か悪性かを見極めている**わけです。

それでは具体的にどうやってがんの診断をしているのかというと、顕微鏡を使って、腫瘍の組織（ある機能を担うために細胞が集合したもの）と細胞の形を見て診断しているのです。そしてまた、この顕微鏡による観察がさらなる蓄積となって医学の発展につながりました。

「長い経過の観察」と「顕微鏡観察」とから見出された「良性」と「悪性」の違いとは何なんでしょうか。

悪性の特徴を挙げていきます。基本的にはこれらのすべての特徴を持っているのが悪性ということになります。ただし、世界中でこれらが完全に共通認識とされているわけではないことには注意してください。

■特徴①細胞が自律的に勝手に増殖をし、死ににくくなり、いつまでも増え続ける
■特徴②周りの組織を破壊したりしみ込むようにしたりして増えていく（浸潤）
■特徴③血管を増やして呼び寄せたり硬い線維をつくったりして足場をつくる
■特徴④他の臓器や場所に移って、そこでも増えていく（転移）
■特徴⑤栄養などを大量に消費して体全体を衰弱させる

これらはあくまでも代表的な特徴で、その他の特徴もたくさん見出されていますし、細かい遺伝子の異常や免疫関連の異常も加えて分類しようという考え方もあります。ただ基本的には、この5つが代表的な特徴であると考えてもらえればよいと思います。

簡単にそれぞれを説明してみたいと思います。

①の自律的な増殖では、制御が効かず、際限なく細胞の量が増えることが特徴です。良性腫瘍はある程度増えると自分で増加を止めるものがほとんどです。なので、顕微鏡で観察したときに、多くの細胞が見えて、どんどん分裂する様子が確認できる場合は、悪性だと判断する一つのきっかけになります。

②の「浸潤」は、周りの組織を破壊しているところが観察できれば悪性だと判断できます。良性腫瘍では細胞が増えるときに周りを押すように圧迫して膨らんでいくことが多いです。これを圧排性の増殖と呼んだりします。悪性では周りの組織が破壊される浸潤性の増殖という状態になることが多いので、正常組織が壊れている様子が確認できます。

③は血管を増やしたり呼び込んだりしている様子を見ることで判断できます。ただし、この特徴は良性腫瘍でも起こることがあるので、参考になる程度ではあります。

④の「転移」は悪性の特徴としてとても有名です。もともとのがんが発生した場所ではない他のところに、元のがんと同じような形の組織・細胞の増殖が見られれば、転移の可

能性が非常に高く、悪性の腫瘍であると判断できます。
①～④は「見た目でわかる」ものになります。このように、顕微鏡を使ってがんを診断する方法を「病理診断（病理組織診断）」と言います。病理診断は専門の病理医が行いますが、**細胞や組織の「形」を見ることでがんを診断している**のです。

良性と悪性は「形」を見るだけでわかるんでしょうか？

実際の病理診断においては、腫瘍はさまざまな特徴的な配列や構造をつくるので、それを見て、判断できることがあります。つまり、先に挙げた4つの特徴とはまた違い、顕微鏡で観察した「形」だけからでも良性か悪性かを予測できることがあるということなんですね。

たとえば、**細胞核という部分が大きくいびつな形になると、悪性の疑いが強くなることや、組織構築といって細胞の並び方が乱れてくると悪性の可能性が高い**など、いろいろな形の特徴があります。

「形」による診断は非常にすばやく効率的だという利点があります。しかし最近ではただ形を見ただけで診断完了とは言っていられません。病理学を少し勉強した学生さんなどは、形の特徴に飛びつきがちですが、医師はその他の特徴も捉えたうえで判断しています。腫瘍の「形」は、診断の際の一側面であることに十分に注意する必要があるのです。

ここまで説明してきたように、顕微鏡を使って「形」で診断するのが病理診断です。しかし、これは病理学のすべてではありません。病理学は、病気の起こる「仕組み」を知り、見分けることを目的としていて、しばしば病因・病態学とも言われます。病気の原因と病気の仕組み・メカニズムを追究する学問ということですね。

つまり、「形」だけを分析するわけではないということです。現在では、さまざまな技術を用いて、細かな診断をすることも可能になっています。

後に説明しますが、遺伝子はDNAという物質に書き込まれているということは聞いたことがあると思います。このDNAの配列の一部がどのようにおかしくなっているのだろうかということも今では検査することができます。また、細胞がつくっているタンパク質の量や質、種類が変わっているかどうかなども検査することができます。こうした方法によって、より細かく病気を分類することができるようになっているのです。

「悪性腫瘍」では何が起こっているんでしょうか?

悪性の腫瘍では、まずは細胞の増え方がおかしくなっています。ということは、これはなんらかの遺伝子がおかしくなっているということにほかなりません。つまり、**遺伝子の**

異常を捉えることができれば、悪性であるかどうかもわかると考えられます。

実際、最近では遺伝子の異常を直接捉えることができるようになったために、診断の在り方も変わってきています。たとえば、脳腫瘍についてはその他の腫瘍と同じくWHOでその分類が決められていますが、その分類を決める本の中で「Genotype trumps phenotype」という言葉が出てきています。[3]「genotype」というのは遺伝子の型のこと。「phenotype」とは表現型といって「形」などの特徴のことです。「trumps」は優《まさ》っているという意味なので、この言葉は「遺伝子の型は、形などの特徴より（診断や分類をするうえでは）優っている」ということを言っています。つまり、純粋に「形」で診断するよりも、遺伝子の異常などを基準にして病気を分類したほうが、より「正しい分類」ができるということを言っているのです。

今後は、「形」だけで判断するのではなく、遺伝子の型をみるといったさまざまな技術を組み合わせて診断することが多くなっていくでしょう。

つまり、今では**私たち病理医ががんを診断する際には、顕微鏡で腫瘍の「形」を見る病理診断と、「形」を見ない遺伝子検査などを組み合わせて判断している**のです。

結論　がんの良性と悪性の違いは基本的には「命に関わるかどうか」である

「がん」と「癌」と「ガン」の違い、知ってますか?

31ページでは、悪性腫瘍はひらがなの「がん」だと述べました。この「ひらがなの」というところに大きな意味があります。あまり一般の人には知られていないと思うのですが医学用語では「がん」(ひらがな!)と「癌」(漢字!)は使い分けられています。どういうことかというと、悪性腫瘍の総称が「がん」で、その中でも特に**上皮組織由来のものを「癌」と表記する**のです。

上皮組織とは、英語では「epithelial tissue」と言います。これは主に体の表面や、消化管などの外側の部分をカバーしたり、分泌や吸収の機能を担う構造などをつくっていたりするものです。胃や肺、膵臓、大腸などの体内の臓器の多くは上皮組織に含まれます。

上皮組織由来の「がん」を「癌」または「癌腫《がんしゅ》」と言い、悪性腫瘍のなかでは最も多いものです。

3 Neuro Oncol. 2019 Sep: 21(Suppl 3): iii55.

そして、このがんは胃癌、肺癌、膵臓癌、大腸癌……というように「漢字で」表記されるのです。

というとは、上皮組織以外から発生するがんもある?

よい質問ですね。ヒトの体は非常に複雑な形を持っていて、臓器ごとにその構造などは全然違っていますが、実は基本的には「4つの組織の組み合わせ」でできているのです。上皮組織はこの4つのうちの1つです。そして、**悪性腫瘍、すなわち「がん」はこの4つの組織のうち、どこから腫瘍が出てきたかによって分類されています。**

上皮組織以外には「結合組織」「筋組織」「神経組織」の3つがあります。

「結合組織」というのは「connective tissue」と言いますが、組織と組織をくっつけているノリのような組織です。これは全身のさまざまな臓器にあります。これを構成する細胞の種類はそれほど多くはなく、線維芽細胞《せんいがさいぼう》や骨細胞《こつさいぼう》などが含まれます。血液もこの結合組織に含まれます。

「筋組織」は、筋肉で動きをつくる組織です。手足などにも多くありますね。

「神経組織」は電気信号を伝える組織であり、脳などの中枢神経や、体中に張り巡らされた末梢神経組織も含んでいます。

上皮組織以外の3つの組織がわかったところで、それぞれの「がん」の分類を見ていきます。

上皮組織「以外」から出た「がん」のほとんどは「肉腫《にくしゅ》」と言い、英語では「sarcoma（サルコーマ）」と呼ばれます。癌に比べるとまれな腫瘍になります。たとえば、骨にできたがんは「骨肉腫」、筋肉からは「横紋《おうもん》筋肉腫」などが出ることがあります。

そのなかでも、結合組織に含まれる血液から発生したがんについては特別に別の名前で呼ばれます。血液中をがん細胞が流れているものを「白血病」、リンパ球ががん細胞化したものを「リンパ腫（または悪性リンパ腫）」と言います。

ただ、この分類にうまくはまり込まないものもあります。たとえば、「ホクロ」のがんとして有名な「悪性黒色腫」は正確な由来や分類は難しい部分がありますし、脳腫瘍などでも分類はあまり考えません。

というわけで、がんはどの組織から出てきているかによって分類されていて、その際に「がん」と「癌」を使い分けているということなのですね。

では、どうやって「がん」ができるんですか？

ここまで述べてきたように、がん細胞は正常な細胞が異常化することで生じます。

細胞では人体の設計図である「遺伝子」に傷がつくことによって機能が変わり、それが蓄積することでがん細胞になるのです。正常な細胞ががん細胞になる際には、最低でもおよそ2～10個程度の遺伝子に傷がついていると考えられています。**さまざまな機能を持つ遺伝子複数個が傷つくことで、だんだんと細胞ががん細胞になっていきます**。これを、いくつもの異常の積み重ねでがんが起こるということから「多段階発がん」説と言います。

「遺伝子が傷つく」というのはどういうことですか？

「遺伝子が傷つく」と言われてもイメージしにくいかもしれません。これはどういうことかと言うと、ＤＮＡに書き込まれた遺伝の情報が置き換わったり、失われてしまったりするという意味です。

詳しく説明をする前に、遺伝子とＤＮＡについて簡単に整理しておきます。

私たちの体をつくる細胞の中にはＤＮＡという物質があります。化学的な分類からは「核酸」といわれるものです。このＤＮＡはA、C、G、T（アデニン、シトシン、グアニン、チミン）の記号で表される4種類の物質が鎖のように順番につながったものです。これらの記号をそれぞれ「文字」と捉えれば、4種類の「文字」からなる「文章」で遺伝子が記載されているといえます。ヒトのＤＮＡには約2万６０００以上の遺伝子が書き込

細胞の中にある「DNA」

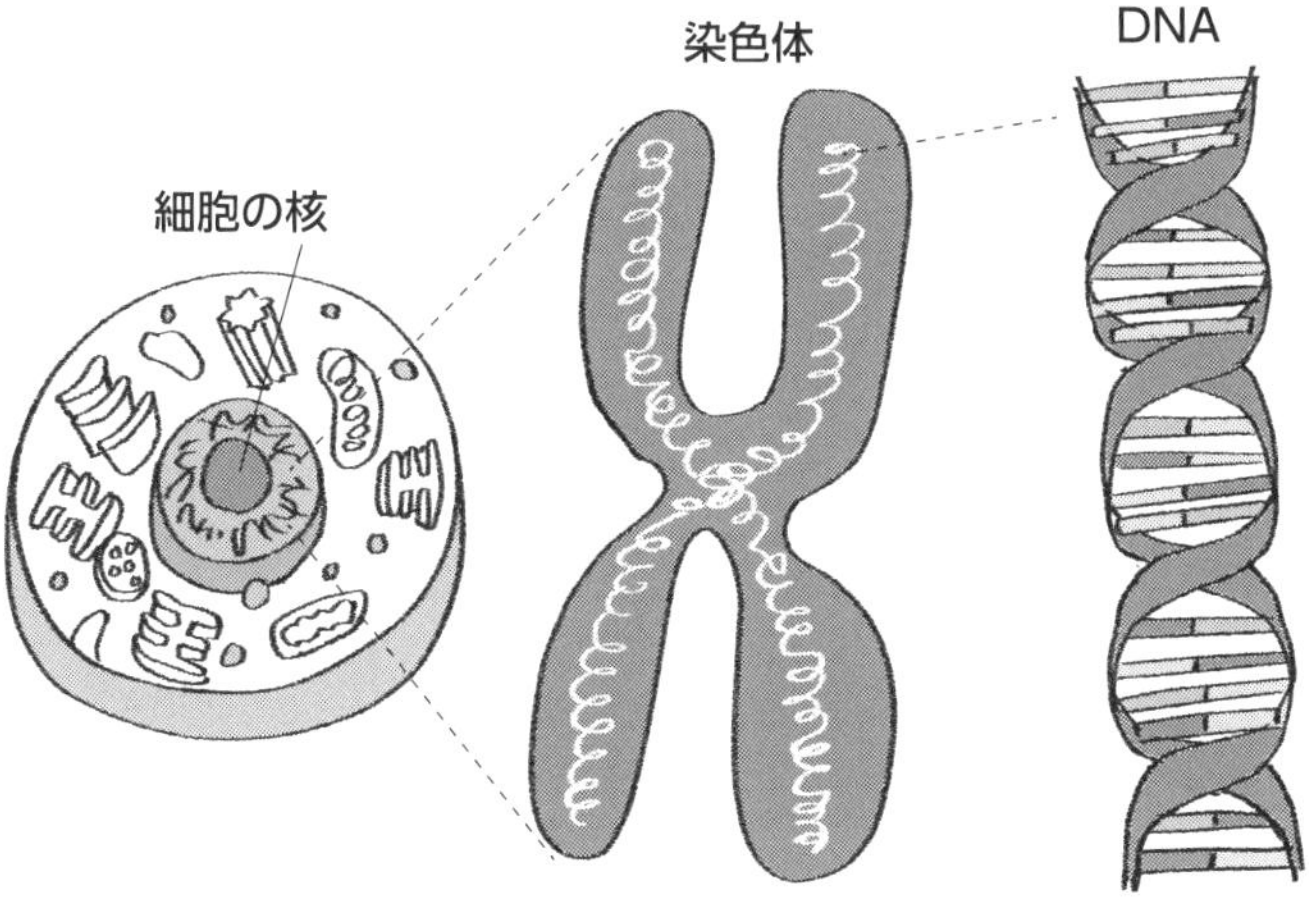

まれています。DNAは細かく折りたたまれて染色体というものをつくっています。染色体はヒトでは父から23本（22＋Y染色体または22＋X染色体）、母から23本（22＋X染色体）を引き継ぎます。

細胞分裂の際、DNAは自分を複製して倍にし、2つの新しい細胞に分けていきます。

この際に、遺伝子などの情報を簡単に全部一瞬でコピーする方法はなく、1文字ずつ書き写していく作業をします。とても地道な作業ですし、文字数は全部合わせるとなんと30億個以上もあるのです……。これだけの分量を書き写すとなると、当然のようにミスが起こります。

私たちが手書きで文字を書き写すような作業をしているとき、周りがうるさくてがやがやしていたりすると、精度が落ちることもありますよね。DNAのコピーも同様で、周りの環境などによって精度が変わります。化学物質による影響だとか、紫外線だとかが邪魔をし、コピーの精度を落としてしまうこともあるわけです。こうした「誤植」などによって、遺伝子に変異が起こる、つまり、「遺伝子が傷つく」わけです。もちろん、「誤植」を見つけたり、書き直したりする校閲のような仕組みもありますが、すべてのエラーを見つけることはなかなか難しいのです。

つまり、**細胞分裂の際のミスなどにより、DNAの「文字」が置き換わってしまったりすることで、遺伝子の情報が書き換わる、つまり「傷がつく」**のです。

「傷ついた遺伝子」がどうしてがんの原因になるんですか？

DNAに書き込まれた遺伝子の重要な役割として、「4種類の文字」からなる文章をもとにして、20種類のアミノ酸の配列をつくり、タンパク質を合成するという仕組みがあります。言い換えると、遺伝子は「タンパク質の設計図」なのです。[4] なので、遺伝子の変異、つまり「傷」はタンパク質の変化（アミノ酸配列の変化）として現れることになります。

「傷ついた遺伝子」によってできるタンパク質によって、細胞の機能に異常が生じえます。その異常が複数蓄積すると、最終的にがん細胞となることがあるのです。[5]

遺伝子（と、そこからつくられるタンパク質）はそれぞれ決められた役割を持って働い

「がん抑制遺伝子」を多く持つハダカデバネズミ

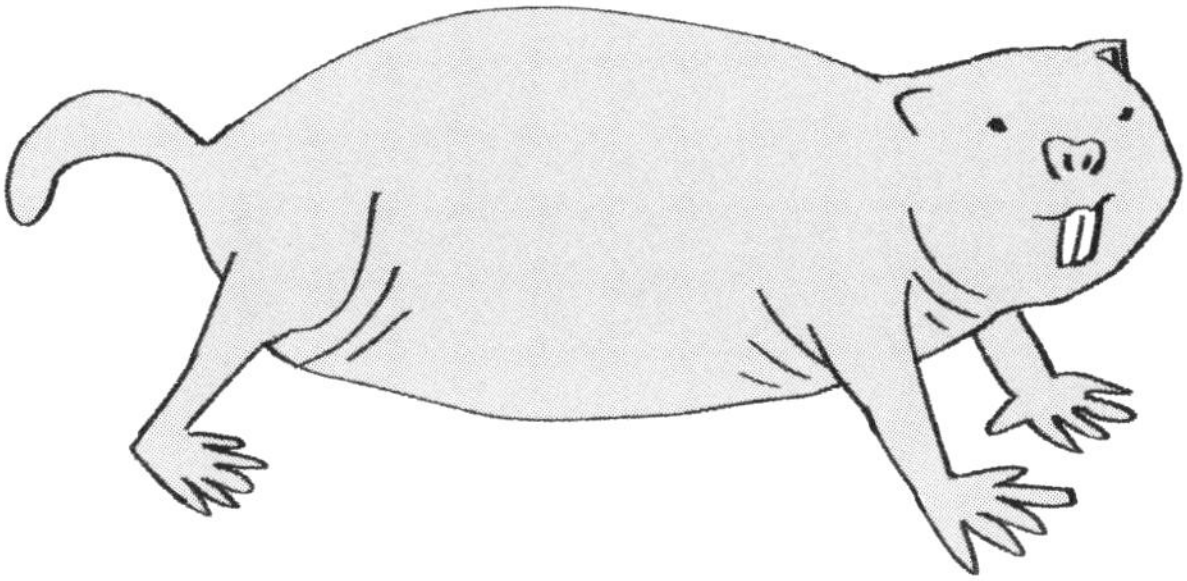

ています。その中でも細胞の増殖やその抑制に関わる遺伝子に異常が生じると、がんが発生しやすくなります。特に、細胞がどんどんと増える方向に向かわせるアクセルの役割を持つ遺伝子を「がん（原）遺伝子」、逆に細胞が増えるのを抑えるブレーキ役の遺伝子を「がん抑制遺伝子」と呼びます。

　がん抑制遺伝子は特に重要で、細胞がどんどん増えないようにしたり、遺伝子についた傷を修復したり、異常が蓄積した細胞が死ぬようにしたりする役割を持っています。がん抑制遺伝子として有名な遺伝子には、p53、p16、p27などがあります。この数字の部分は、53kDa（キロダルトン）というタンパク質の「大きさ」から来ているネーミングです。健常なヒトはこのp53遺伝子を一対（2個）持っているのですが、ゾウは40個も持っています。[6] なので、ゾウは長生きするにもかかわらずほとんどがんにならないのです。

　また、アフリカ東部に生息しているハダカデバネズミという動物も特徴的です。この動物は30年近くも生きます。体長は15㎝ほどですが、このサイズの動物としては非常に長生きであり、その理由が研究されていますが、p16とp27の働きによりがんになりにくいことも一因として考えられています。**自然界には、がん抑制遺伝子を多く持つ「がんになりにくい動物」もいる**のです。

結論 「遺伝子の傷」ががんの原因になりうる

4 実際にはタンパク質にならない遺伝子もありますが、原則はタンパク質の設計図だと理解してください。
5 遺伝子に傷がつくこと以外の理由で細胞の機能に異常が生じることもありますが、今回は基本的なところのみ解説しています。
6 JAMA 314:1850-1860など

がんの治療は「三大療法」が基本

腫瘍とは何なのか、そして、腫瘍がどうやって発生するのかを見てきました。ここからは実際に病院などの医療機関で、がんがどのように診断され、どうやって治療法が選ばれていくのかを述べていきます。

病院を受診するということは、なんらかの症状があるか、健康診断・検診などで「異常」を指摘された場合が多いと思います。そういった場合、**まず担当する医師は、診察と各種の検査をして異常を見つけ、診断をし、そののちに治療を始める**ことになります。

腫瘍の場合には、体のどこかに細胞の塊が増えている状態ですが、これは、患者さん自身が腫れていることに気づくこともあれば、レントゲン写真やCT、MRIなどといった「画像診断」によって見つかることも多いのです。白血病など、血液のがんであれば血液検査でわかる場合もあります。その他に吐き気、黄疸《おうだん》、体重減少や発熱などがきっかけで見つかることもあります。

普通と比べておかしな部分が画像診断などによって見つかった場合、それがどういった

「病変」（病気によって生じている変化）であるのかを確定する必要があります。そのために行われるのが「生検《せいけん》」[7]（biopsy）という検査です。簡単に言ってしまえば、病変の一部を切り取ってきてそれを病理診断するという検査です。

がんの診断においては、まずは存在診断といって、がんがあるかどうかを診断します。その次に、局在診断といって、どこにがんがあるのかを見極めます。そして、病理診断によって確定診断を行うという流れになります。

最近、尿一滴で線虫が診断する、血液一滴で診断するなどというサービスの宣伝があったりしますが、そういったものは検査精度や局在診断が不能であることなどからも現状、おすすめはまったくできません。今後さまざまな診断法が出てくると思われますが、まずは健診・検診と症状が出たときの受診が重要です。

たとえば、胃に「病変」があった場合、上部消化管内視鏡（胃カメラ）を使って、その部分をつまみとってきて病理診断がなされます。それが癌であった場合「中等度異型管状腺癌」などという病気の名前までは、ほぼ確実に診断されます。

このように病名が病理診断で決まるわけですが、実は診断されるのは病名だけではありません。**病気の状態や進み具合に関わる情報も併せて集められ、進行度（ステージ、stage）というものも診断される**のですね。[8]

がんの「ステージ」ってよく聞くけど、なんだかよくわかりません

ステージはがんの進行度のことで「癌取扱い規約」「TNM分類」などという名前のついた「ルールブック」で定められています。前者は日本のさまざまな学会から出されているもの、後者はUICC[9]というジュネーブにあるがんの専門機関から出されているものです。

ここで大事なのは「がんの進行度」をどうやって分類しているのかということです。基本的にここでは、上皮組織の悪性腫瘍、すなわち「癌」について見ていきます。

癌の進行度というのは、T・N・Mという頭文字を持つ三つの特徴の組み合わせで定義されていることがほとんどです。Tは「Tumor（＝腫瘍）」のことで「原発巣（最初にがんが生じた場所）のがんの大きさ」、Nは「lymph Node」で「リンパ節への転移の状態」、Mは「Metastasis」で「他の臓器への転移の有無」を表しています。

Tの分類では、癌の進行の深さによって、T0～T4などとして分類されることがほと

7 肝細胞癌など、生検が必須ではない悪性腫瘍もあります。
8 「がん」になる前の前癌病変というものもあり、これらも治療の対象となります。
9 https://www.uicc.org/

んどです。たとえば、大腸に癌ができた場合、はじめは最も外側（消化管を筒として見ると最も内側）の層から癌細胞が増え出すのですが、これが組織を破壊し、だんだんと深いところへ向かって増えていきます。この「深さ」というのがとても大事で、この深さによってTが決められます。

Nの分類ではリンパ節転移を評価します。体には血液の流れる血管以外に、リンパ液が流れるリンパ管系というシステムもあります。癌細胞は、このリンパ液の中を流れて他の臓器へ転移していくことがよくあるのです。

体中のあちこちには、リンパ管系のなかに、リンパ節というフィルターのようなものがあります。リンパ管を流れる癌細胞は、このフィルターであるリンパ節に捕まってそこでまた増えることが多いのです。これをリンパ節転移と言います。なので、癌が発生した場所に近いリンパ節に転移があるかどうかを見ることがとても大事になります。このN分類は、転移がなければN0、転移があればN1などとされますが、乳癌や肺癌などではもっと細かく評価をすることがあります。

最後のM分類、これは他臓器への転移の評価です。たとえば、大腸に癌ができた場合に、肝臓や肺など、他の臓器にその癌が転移していれば、M1となり、転移がなければM0と評価します。ちなみに、がんが転移しやすい臓器もあり、特に「解毒工場」でもあり広く腸からの血流を受ける肝臓や、全身のフィルター代わりになる肺などへの転移は多いです。

最終的に癌においては、組織の型と、T、N、Mの3つの組み合わせでステージが決まります。これらの組み合わせによるステージ評価が、非常によく患者さんの予後（その後の経過）を見分けることができるとされているのです。

このようなステージの決定は、病理診断と画像診断、手術中の所見を中心に行われます。[10] ステージは通常、0やⅠが最も早期のがん、Ⅳが最も進んでいる状態とすることが多いです。どんなにステージが進んでいても、医学的には「末期がん」という言い方はしません。あくまで進行度で評価します。

ステージの決め方は「取扱い規約」などで、癌の部位や種類ごとに決められています。医師は癌の種類や性質だけではなく、ステージも踏まえつつ、治療法を提案していくわけです。

どういう「治療法」があるんですか？

がん治療の代表的なものが「三大療法」というものです。それは、「外科手術」「化学療法（抗がん剤治療）」「放射線治療」の3つです。

[10] 術前のステージと術後のステージは異なることがあり、その場合は術後のステージが採用されます。

がん治療の「三大療法」

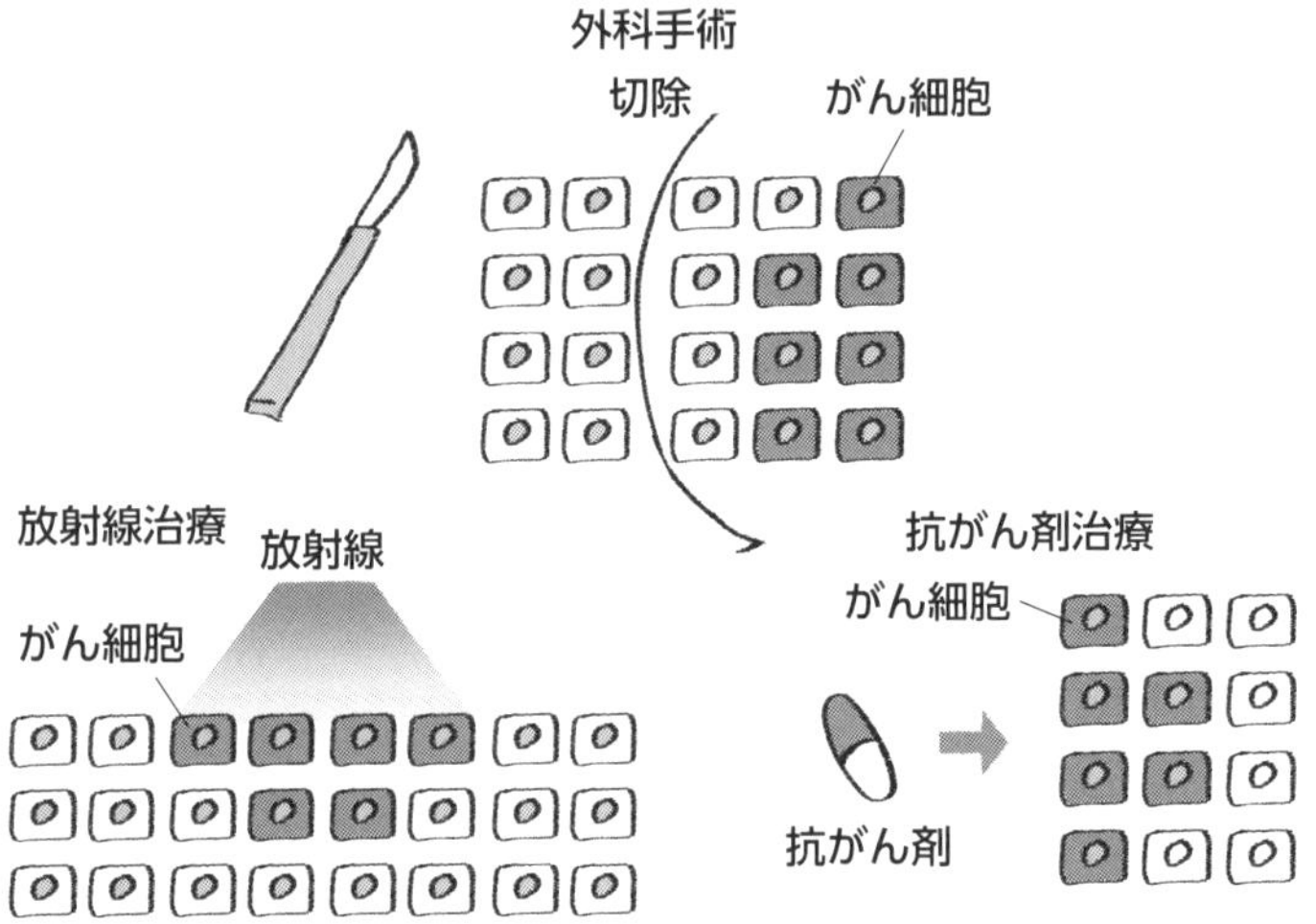

外科手術はがんを切り取ることによって治す手術です。[11]「悪い部分を切り取ってしまえば治る」という考え方はシンプルなものです。化学療法は抗がん剤を投与することによってがん細胞を殺す治療法、放射線治療は放射線を照射してがん細胞にダメージを与えて治療する方法です。その他にも実際にはさまざまな治療法があるのですが、メインとなる治療法はこの三つです。

さて、ではこれらの治療法はどのように選択されるのでしょうか。それは、先に述べたがんのある場所と種類、そしてステージによって決められることになるのです。

外科手術では、メスなどでがんのあるところを切り取ります。金属のメスで切り取るイメージを持っている人も多いと思いますが、最近は器具の開発や改良が進んでいて、電気メスなどのデバイスが使われます。

しかし、白血病などの血液のがんは切り取れるでしょうか。当然ですが、できませんよね。外科手術は、がんがある場所に固まっていて、正常な部位との境界が明確にわかり、そして、全身に広がっていないときに行えます。この治療法は切り取れることが確実ながんについて行われるわけです。これはたとえば大腸癌でいうとステージⅢぐらいまでということになります。

化学療法は抗がん剤を使う治療法です。抗がん剤は、主にがん細胞にダメージを与える働きのある薬です。しかし多くの場合、抗がん剤だけで完治を狙った「癌」の治療はできません。多くは手術療法や放射線治療と併せて行われます。まず化学療法をしてから手術をする、逆に手術後に化学療法を行う場合があります。これは薬だけで100%のがん細胞を退治することが難しく、物理的に取り除いてしまえる場合はそちらのほうがよいことがわかっているからです。

ただし、血液のがんは外科手術ができないので、抗がん剤が中心となる治療が行われます。抗がん剤だけ、または放射線治療や骨髄移植などの他の方法を組み合わせることで治癒を目指すのが基本です。

11 実際には、取り切れないサイズを減らす目的の手術もあります。

放射線治療は文字通り、放射線をがんに当てることで行われる治療法です。「外照射」といって体の外から放射線を当てる方法や、「内照射」といって放射性物質を癌の部分に埋め込むことで治療する方法、放射線同位体からなる薬を投与する方法などがあります。放射線を当てやすい臓器であったり、効果が高いことがわかっているがんであったり、手術が難しい部位だったりする場合に選ばれる治療法です。放射線はＤＮＡにダメージを与えることでがんを引き起こすこともあるので、種類や量を調整すれば、がん細胞のＤＮＡにダメージを与えてがん細胞をやっつけることができるというわけですね。

三大療法を軸に、医療現場で主に用いられている治療法のことを一般的に「標準治療」と言います。「標準」というと、「一般的な」「平均的な」「凡庸《ぼんよう》な」といったイメージが湧くかもしれませんが、実は標準治療は現状最も優れている治療法だと言えます。

というのも、標準治療は長年の経験と多くの試行錯誤が繰り返され、他の治療法との比較などのさまざまな検証を受けたうえで生き残ってきたエリート治療、つまり「しっかりとしたエビデンス[12]がある治療法」だからです。そして、世界中で使われている治療法なので、医師にとっても「最も扱いやすい治療法」という面も持ちます。さらには、どのような副作用が出るか、副作用が出たときにどうすれば対処できるかという知識も積み重ねられていることから比較的「安全な治療法」と言うこともできます。加えて、標準治療は、日本においては多くが保険治療（保険診療）として採用されているので、患者さんにとっては安い値段で受けられる治療法でもあります。つまり、**標準治療は「エビデンスがあり」「医師にとって扱いやすく」「安全で」「安価な」治療法というわけです**。

一方、最近では「先進医療」という言葉も聞くようになりました。これは「最先端の」「いちばん効果がある」と思われそうな響きですが、実際には標準治療になることを目指している「いまだその実力は評価途中の治療」ということです。加えて、保険で認められていないので高額な治療となります。

ここで一つ覚えておいてほしいことがあります。それは、**日本の医療の世界では「値段が高いもののほうがいいとは言えない」**ということです。

普通のお店では値段が高いほどその商品やサービスの質もいいというのが基本的な考え方ですが、日本の医療においては当てはまりません。病院で受ける治療は国民皆保険制度のもと、インフラとして提供されているため、市場原理が働いておらず、「値段が高いものがいい」とはいえないのです。

しかしなかには、標準治療より値段が高い自由診療のほうが、効果が期待できると考えてしまう人もいます。自由診療が一概に悪いわけではないですが、がん治療においては、標準治療である三大療法をベースにすることがいちばんよいと言えるのです。

12 エビデンスとは科学的根拠のこと。科学的に検証された論文などがあることを指します。

「新しい治療法」も生まれているんでしょうか？

たしかに、新しい治療法は常に開発されていて、将来、標準治療となっていく可能性もありますね。そうした最新の治療法を少し見てみたいと思います。

■免疫チェックポイント阻害薬

２０１８年のノーベル生理学・医学賞は京都大学名誉教授の本庶佑《ほんじょたすく》氏が受賞しました。授賞理由は「免疫チェックポイント阻害因子の発見とがん治療への応用」というものです。

免疫細胞は体の中に「変なもの」があると排除しようとします。がん細胞も体にとっては「変なもの」なので、本来免疫が攻撃してくれるはずなのですが、がん細胞は自分を攻撃してくる免疫細胞にストップをかけてしまいます。どうやってストップをかけているかというと、「ＰＤ－Ｌ１」などの分子を表面に出すことで、免疫細胞の働きに待ったをかけて活動を抑制しているのです。このような仕組みを免疫チェックポイントと呼んでいます。

この仕組みがわかったことで、新たな治療法も開発されました。**免疫チェックポイントを担う分子をブロックする薬を投与することで、ブレーキを抑えて、免疫細胞ががん細胞を攻撃できるようにしてしまうという発想**です。この治療法は実際にさまざまながんによ

免疫チェックポイント阻害薬の仕組み

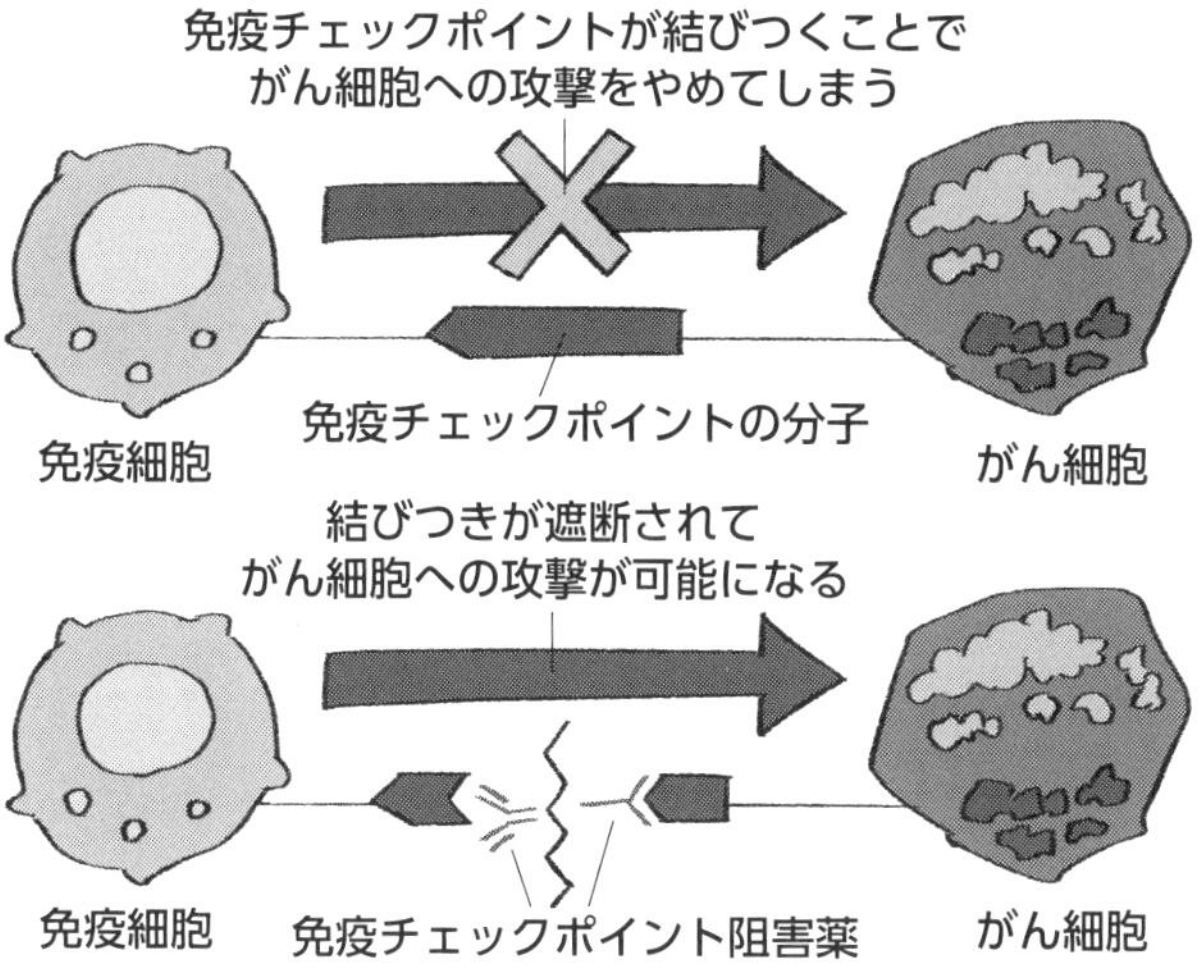
免疫チェックポイントが結びつくことで
がん細胞への攻撃をやめてしまう
免疫チェックポイントの分子
免疫細胞
がん細胞
結びつきが遮断されて
がん細胞への攻撃が可能になる
免疫細胞
免疫チェックポイント阻害薬
がん細胞

く効くことがわかっていて、今ではすでに標準治療に取り入れられています。現在は胃癌や肝癌、メラノーマ（悪性黒色腫）など、一部のがんに対して使われ始め、今では保険診療が適応されているがんが増えています。

この治療法は「がん免疫療法」といってよいものですが、一部クリニックで行われている「樹状細胞療法」などの「細胞免疫療法」などと謳《うた》うものは科学的な裏付けのないものなので、気をつけましょう。また、自費診療で免疫チェックポイント阻害薬を適用外のがんに処方する医師もいるようですが、副作用なども懸念されます。保険適用の治療を受けることがより安全で確実でしょう。

■CAR－T療法

免疫を用いたがんの治療として、アメリカ

CAR-T療法の仕組み

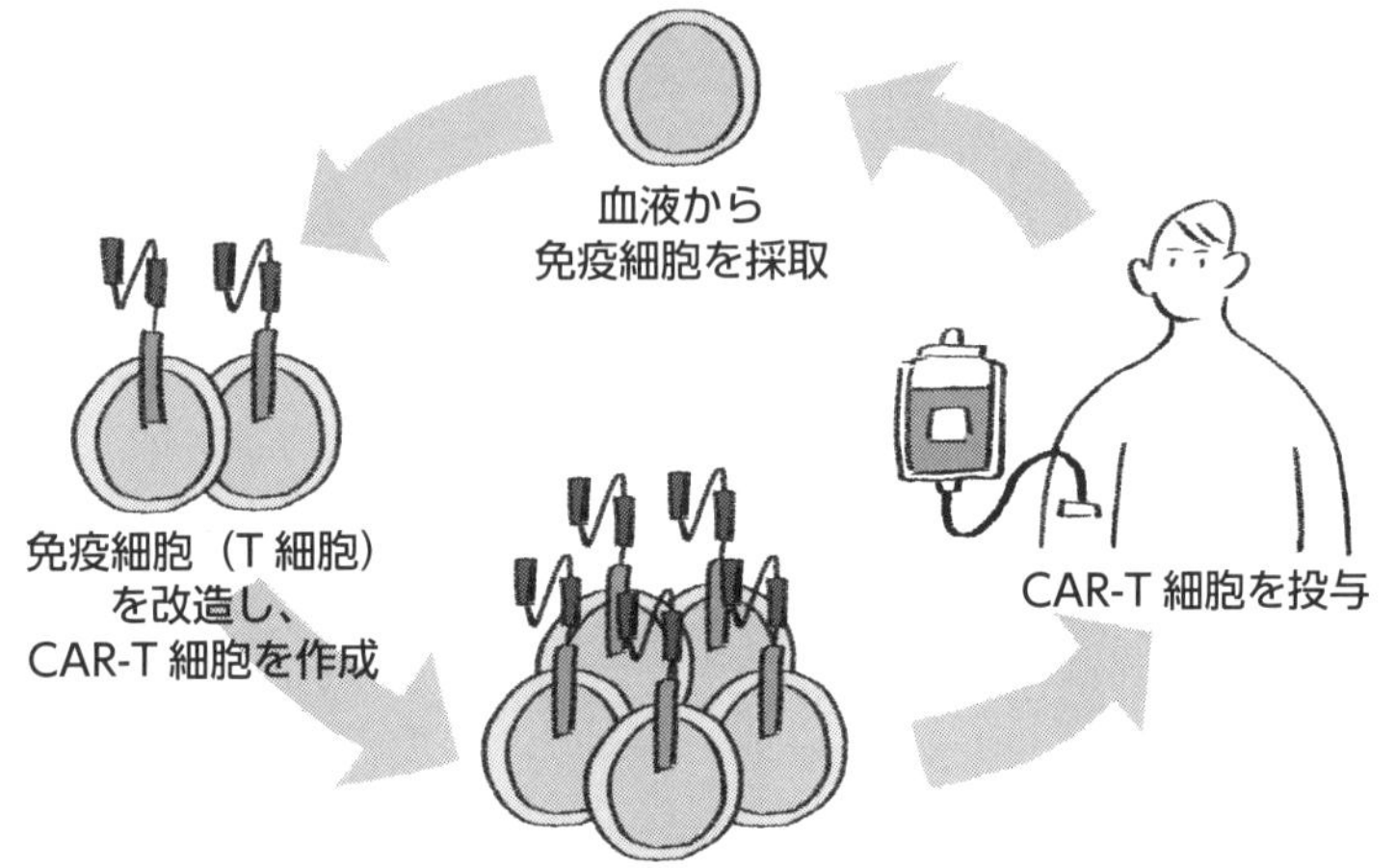
血液から
免疫細胞を採取
免疫細胞（T細胞）
を改造し、
CAR-T細胞を作成
CAR-T細胞を培養
CAR-T細胞を投与

や日本でキムリアという「薬」などが承認されています。しかし、これは実際にはみなさんの思い浮かべるような化学的な薬ではなく、ヒトから採取した免疫細胞を改造してがんを攻撃するようにする技術です。免疫細胞（T細胞）を改造して、キメラ抗原受容体（Chimeric Antigen Receptor; CAR）というものを発現するようにした細胞を「CAR－T細胞」と呼び、この細胞を用いて行うがんの治療を「CAR－T療法」と言います。現在は主にリンパ腫や白血病など、血液のがんの治療に用いられています。

この「キムリア」という〝技術〟は、血液細胞からできたがんの一種であるがん細胞を攻撃するCAR－T細胞をつくり、体に戻してあげるというものです。簡単に言うと、**患者さん自身の免疫細胞をがんと戦えるように**

改造・強化して体に戻すのです。キムリアの適応となる白血病は、B細胞性の白血病といって、細胞の表面にCD19という名前のタンパク質がたくさん出ていることがわかっています。そこで、患者さんのT細胞を回収して、細胞を改造し、CD19というタンパク質とくっつく受容体（CAR）をつくるようにします。そして、この改造されたCAR－T細胞を、患者さんの体に戻してあげるのです。

すると、CAR－T細胞は、CD19が表面にある細胞、ここでは主に白血病細胞であるB細胞由来のがん細胞を攻撃して体から排除します。そうすることで白血病細胞を除去して治療をする、という仕組みです。

CAR－T療法は、攻撃対象となる分子がわかっていればさまざまな応用ができると考えられています。白血病だけでなくさまざまながん、さらには感染症などに対しても今後は使えるようになっていくと思われます。

■光免疫療法

免疫の機能を担う「抗体」を使った治療法として、がんに対する新しい治療として注目されているものの一つに「光免疫療法」[13]というものがあります。アメリカ国立衛生研究

13　「免疫療法」という言葉は定義が難しく、さまざまなものがあります。

光免疫療法の仕組み

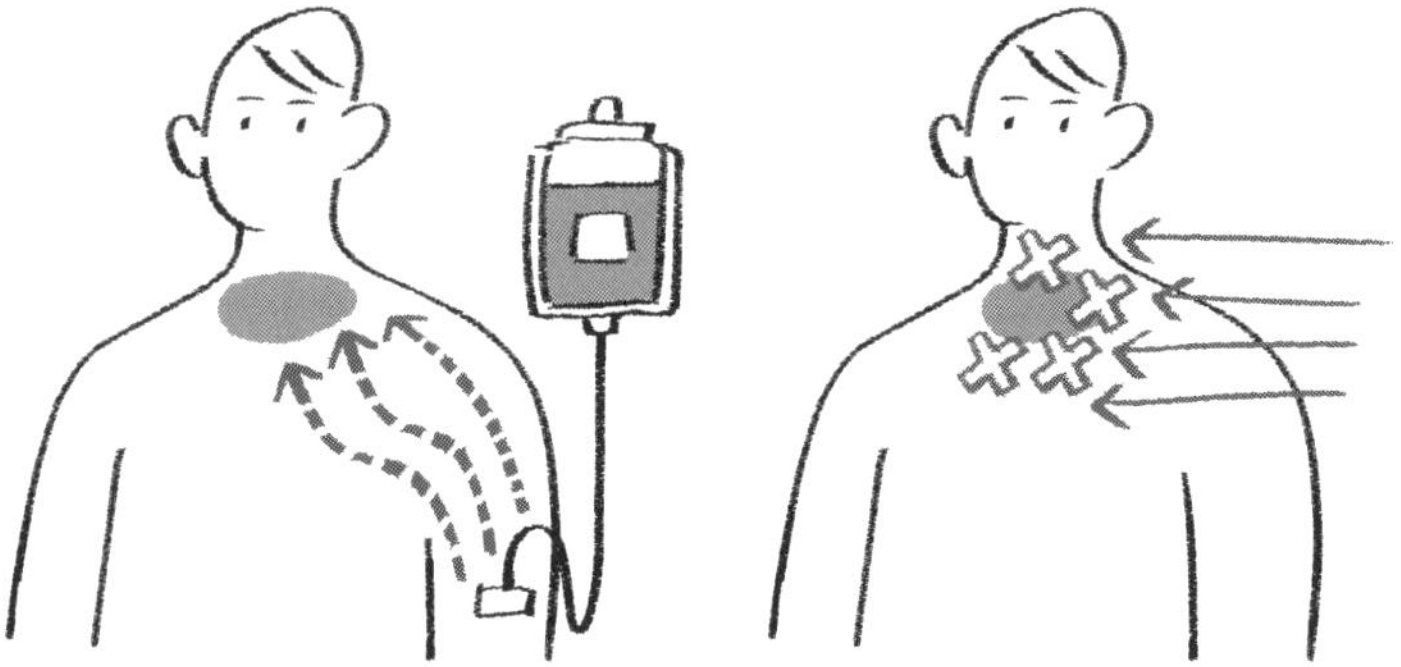

1. 抗がん抗体に化学物質を結合させ、点滴する

2. 患部を光で照らし、反応した化学物質ががん細胞を破壊

所・関西医科大学光免疫医学研究所所長の小林久隆氏の発明した療法です。

簡単に仕組みを説明します。まず、がん細胞の表面にだけ出ているタンパク質にくっつくという性質を持った抗体というタンパク質をつくります。するとこれを投与すれば、体の中で、がん細胞にだけぺたぺたと抗体がくっついてくれることが期待できます。

これだけではあまり強力な作用は期待できないのですが、さらにちょっと工夫をします。抗体に、光に反応して細胞を壊してしまう性質を持つ化学物質を結合させておくのです。この**化学物質つきの抗体をがんの患者さんに投与し、抗体ががん細胞にくっついたところで、がんに光を当てます。すると、化学物質が反応して、がん細胞・組織を壊してくれます**。これが、光免疫療法の原理です。この療法についての研究はかなり進んでいます。今後、期待したい治療法です。

■ウイルスベクター治療

がんの病変に対して、ウイルスを改造した「ベクター」と呼ばれるものを用いて特異的に攻撃させようという治療も研究されており、実際に臨床試験では効果が確認されています。特に脳の悪性腫瘍の一つである膠芽腫《こうがしゅ》（グリオブラストーマ、glioblastoma）に対して、ウイルスを改造したベクターを感染させ、悪性腫瘍の細胞を攻撃させることで効率的にがん細胞を破壊することなどが期待されています。

■臓器移植と再生医療

がん細胞に侵された臓器を取り換えるという治療もあり、研究と開発が進んでいます。たとえば、肝臓は１５００グラム程度もある大きな臓器ですが、肝細胞癌などが発生するだけでなく、さまざまながんが転移しやすいことでも有名です。そして、肝臓ががんで侵されて機能が失われてしまうとそのまま命に関わります。

そこで、がんに侵された肝臓を取り出し、健康な肝臓を移植するのです。こうした移植医療も進展が期待されており、将来的には人工臓器や、遺伝子の組換え技術を用いた他の動物の臓器が使えるようになるかもしれません。

このように現在ではさまざまな治療法も開発されつつあります。詳しくは巻末に紹介するがん関連の書籍などを読んでみてください。

結論 **がん治療は「三大療法」を軸にした「標準治療」がベスト**

まずは「がん細胞をなくす」ことが治療の目的

医師はがんのタイプやステージを踏まえつつ、「ルール」に則って治療法を選択しています。そのルールは学会などから発行されている「診療ガイドライン」に掲載されています。診療ガイドラインは、診断された癌の部位、種類、ステージごとに、どのような治療を行うことが推奨されるかなどが示されている「ルールブック」のようなものです。このようなガイドラインを原則としつつ、患者さん個別の状態、施設の状況や医師の裁量、そして何より、患者さん自身の選択と同意を経て治療法が決定されるのです。

治療法が決定し、実際に治療を開始したあと、医師はその治療によりちゃんと効果が出ているかを確認していきます。判定法についてはがんの種類などによって幅があるので、ここでは基本的な方法だけ紹介します。

まずは画像による診断や、腫瘍マーカー検査などを行います。

画像診断では新たな病変が出てきていないことをチェックします。化学療法や放射線療法を主体に行った場合には、画像上で腫瘍が小さくなったことや消えたことを確認します。

腫瘍マーカーというのは、主に血液内にがん細胞がつくり出す物質があるかどうかを調べるものです。がんが体に残っていると、特定の物質が高い濃度で検出され、がん細胞が減ったりなくなったりすると濃度が下がるので、その数値をチェックしているのです。がんを取り切れたかどうかの判断や再発していないかなどを腫瘍マーカーの値を元に評価しているわけです。腫瘍マーカー検査では、画像診断などで所見が現れる前に再発を捉えることができますが、腫瘍をはじめて発見することは難しいという面もあります。なので、**腫瘍マーカー検査を人間ドックのオプションなどで行うことは全くすすめられません**。[14]

がん治療は何を目指しているのでしょうか？

完治が望める場合には、体からがん細胞をなくすことが目標になります。これは初発（はじめてがんになった場合）かつ、原発がんについては基本的な治療方針となります。

一方、たくさんの転移がある場合や、転移によって再発した場合などについては、がんの進行をコントロールすることで、臓器の機能低下がひどくならないようにしたり、痛みなどの苦痛が強くならないようにしたりすることが目標になります。つまり、**体から完全にがん細胞を取り除けない場合には、その進行をできるだけ抑え、症状がひどくならないようにすることが大事な目標になる**のです。

治療目標や治療の意義を考えることは重要です。検査値をよくすることは本来重要な目標ではありません。生きる期間を長くする、苦痛を軽減する、ＱＯＬ（Quality of Life＝人生の質）を上げる／保つなど、患者本人の意向も踏まえて、目的をしっかり設定することが重要です。

検診を受けること、そして自分の体の異変に気を配ることはがんの二次予防にはとても重要です。がん検診を受けず、自覚症状が現れても放置していたら、手遅れになるほどがんが進行してしまうこともあるでしょう。胃が痛くてたまらず病院で診てもらったら、ステージⅣの胃癌だった……といったようなケースですね。がんにはなんらかの自覚症状があることが多いものです。**きちんとがん検診を受けて、体の異変にも気を配ってきた人であれば、ある日突然、手遅れとなるほどのがんが見つかるというケースは実はそれほど多くありません**。[15]

具体的には、次の五つの癌は、検診などでの早期発見・早期治療によって亡くなる確率を下げることができるため、検診を国が推奨しています。これらは「対策型検診」と言われ、効果がはっきりしていて比較的安価に受けられる検診なので、定期的に検査を受けるようにしましょう。

14 また、特異度が低いという問題もあります。
15 すべてのがんが検診で見つかるわけではないので、がんになったことが検診をさぼったせいだと考える必要はありません。

■子宮頸癌（20歳以上の女性）……主にHPVというウイルスが原因で起こる癌です。検診の際には子宮頸部を観察することと、細胞診（細胞を顕微鏡で観察する検査）またはHPVに感染しているかを調べる方法が主に実施されます。

■乳癌（40歳以上の女性）……乳房X線検査（マンモグラフィ）が行われます。乳腺をプラスチック板で挟んでレントゲン撮影を行って判定します。40歳未満で、自覚症状などがない場合は特には推奨されません。

■胃癌（50歳以上の男女）……2年に一度程度検診を受けるようにしましょう。胃部X線（バリウム検査）より、精度の高い上部消化管内視鏡（胃カメラ）のほうがおすすめです。

■肺癌（40歳以上の男女）……胸部X線検査が基本です。喫煙者であれば喀痰《かくたん》検査も行います。

■大腸癌（40歳以上の男女）……年に1度の便潜血検査（検便）が基本です。数年ごと（5年ぐらい）の下部消化管内視鏡（大腸カメラ）は受けておいたほうがいいでしょう。

「遺伝子検査」っていうのもあるんですよね？

遺伝的にがんになりやすいかを調べる検査のことですね。親族が何人も同じ癌で亡くなったなどの事情があれば人によっては検討してもいいと思いますが、倫理的な面を考慮しなくてはいけないということもあり、手放しで誰にでもおすすめはできません。

2013年、アメリカの俳優アンジェリーナ・ジョリーさんが、遺伝子検査の結果、将来的に約87%の可能性で乳癌、約50%の可能性で卵巣癌になることがわかり、両乳房と卵巣の切除手術を受けたというのが大きな話題になりました。彼女は検査により「BRCA」というがんを抑制する遺伝子に異常があることがわかりました。このBRCAという遺伝子には、BRCA1と2があるのですが、BRCA1にある異常があった場合には、将来女性の約65%が乳癌に、約39%が卵巣癌になる可能性があるという報告があります。将来的にがんになるのを予防するために、彼女は手術を受けたのです。

当時は彼女に対して「勇気ある選択だった」という反応が多かったようですが、なかには結果を知ってしまってから後悔する人もいるはずです。また、自分が遺伝子検査を受けることで、自分の血縁者にもそのリスクがあることがわかる場合もあるわけです。さらには、遺伝性のがんになる可能性が高いということで、結婚しづらいとか保険に入りづらいとか、センシティブな問題が起こらないともかぎりません。

後に述べますが、ごく一部の乳癌や卵巣癌、大腸癌などのように、遺伝性の癌があるというのはたしかです。2021年4月には「日本遺伝カウンセリング学会[16]」という学会が発足し、最近は遺伝性の病気の専門医として、遺伝カウンセリングをしてくれる専門家も増えてきてはいます。それでも**がんになる前の遺伝子検査については慎重に考えたほうがいい**と思います[17]。ちなみに、市販の遺伝子検査キットなどは信頼性が確認できていないこともあり、病気予防を目的としては受ける必要はないでしょう。

なったらあきらめるしかない、そんながんもあるんでしょうか

「できることが何もない」という意味ではありませんが、「寿命を伸ばせない」というニュアンスでは、現代の医学をもってしても実質的にどうしようもない場合もあるのは事実です。たとえば、膵臓癌や胆管癌などのように早期発見がとても難しい癌は、自覚症状が現れて見つかったときには、病気が進んでいることがよくあります。

国立がん研究センターの「がん情報サービス」というサイトにも、「がん検診の目的は、がんを早期発見し、適切な治療を行うことでがんによる死亡を減らすことです」と明記されています。つまり、**「早期発見し、適切な治療を受けることで死亡率を下げられる。だから、効果がはっきりしている検査を受けましょう」**ということです。また、「がん検診には不利益（デメリット）もあることから、症状がない人が受けたときに利益（メリット）が不利益（デメリット）を上回る検診だけを受けましょう」ともあります。これは過

剰診断に対する注意喚起ですね。

がん検診にはがんを早期発見できるというメリットがある一方、不要な検査や治療を招く場合があるというデメリットもあります。検査のための検査、不要な治療のための検査ではなく、有益な治療に結びつく検査でなくては意味がありません。[18] **「症状がないうちに見つけ、すぐに治療に入れば死なずに済む確率が高い」という条件に当てはまるがんが、国が推奨するがん検診に入っているにすぎない**のです。

今の人間の知恵や技術ではどうしようもない病気もあります。そういう病気は、なってしまったらある意味で「治癒」に関してはあきらめるしかない……。現代の医療をもって手を尽くしても限界があるということも、ここでぜひお伝えしておきたいことです。すべてのリスクをゼロにすることはできませんが、今、できることはやる。それでも「運」という部分は残る。

そう考えて、メンタルを冷静に保ちながら、なるべく幸せに生きていきましょう。

少なくとも先に挙げた五つの癌は早期発見、早期治療が可能な場合が多いものです。しかも日本では国や自治体、企業などが安価に検診を提供してくれます。こんな大きなアド

16 http://www.jsgc.jp/
17 癌の専門医に提案された場合は考慮してよいでしょう。
18 後に述べますが、検査には過剰検査の弊害も起こりえます。

バンテージを生かさない手はありません。

結論

検診は「がんの死亡を減らす」、治療はまずは「がん細胞をなくす」のが目的

たばこ、飲酒、感染症……がんのリスクを高めること

ここまで、がんという病気の基本的な知識や治療法について簡単に見てきました。ここからはいくつか個別のがんについて見てみましょう。

はじめに取り上げるのは肺癌です。**日本においては、肺癌による死亡は1年に約7万6千人であり、がんのうち男性で1位、女性で2位であり、全体でも1位となっています**（2021年）。

肺癌と一言でいいますが、実はさまざまなタイプ（組織型）があります。なかでも多いのが、腺癌、扁平上皮癌、小細胞癌、大細胞癌の4つのタイプです。このうち、扁平上皮癌と小細胞癌は喫煙の影響が強いと言われています。腺癌については喫煙の影響は少ないのですが、日本人などの東洋人においては、女性にも患者が多く、増加傾向なのです。

実際、西欧での肺癌の90％以上は喫煙が原因となっていると考えられています。東洋人の場合には、ややその比率は低く、遺伝子の変異が別の理由で起こるケースも多いことはわかっていますが、喫煙が肺癌の大きなリスクであることは間違いありません。実際、喫

煙者では肺癌のリスクは男性で約4・4倍、女性で約2・8倍にもなります。副流煙を吸うこと、すなわち受動喫煙でも発症リスクは高まります。

付け加えると、**喫煙は肺癌以外のがんや他の病気のリスクも高めます**。食道癌、咽頭癌・喉頭癌、膀胱癌、がん以外の病気では慢性閉塞性肺疾患などの原因ともなります。喫煙は健康にとっては大きなリスクなのです。

やっぱり禁煙すべきなんでしょうか……

ここからは喫煙に関する私個人の考えです。

たばこはやめたいときがやめ時でしょう。やめるとそこから癌になるリスクが下がり始めます。もちろん癌と診断された患者でも禁煙は効果的で、死亡率や癌の再発率が下がることが知られています。このように、**喫煙の健康への悪影響は明らかなので、医師としては禁煙をすすめます**。実際、若くて病気がないうちは堂々と吸っていたものの、肺気腫やがんになって喫煙を後悔している人には何人も会いました。

ただ、喫煙したから100%癌になるわけではないですし、趣味嗜好の領域に踏み込みすぎることになるので、禁煙を強要することはできません。

肺癌の治療法も基本は三大療法です。特に化学療法においては、「分子標的薬」というものが使われることが多くなっています。有名なのは「イレッサ」という薬です。この薬はがん細胞で悪さをしている「ＥＧＦＲ」という分子にくっついてその機能を抑える働きがあります。ＥＧＦＲ遺伝子の異常は東洋人女性に多いということが知られており、日本人の腺癌などにはよく効く場合が多いとされています。このように特定のタンパク質などを狙い撃つ薬のことを「分子標的薬」と言います。

また、イレッサは「薬害と一時言われた問題」（最高裁では原告が敗訴しています）が起こったことでも話題になりました。副作用によって亡くなった人もいます。適応があるタイプの癌に対して用いればよく効く薬なので、副作用に気をつけつつ、しっかり診断を受けてから使うことが大事なのです。

お酒を飲みすぎてもがんになるんでしょうか？

アルコールを飲むと肝臓に負担がかかることは有名ですよね。**大量の飲酒を長年にわたって続けていると、アルコールが肝臓にダメージを与えていき、肝臓癌になりやすくなります。**[19]

19　アルコールによる発がんは肝臓癌だけではありません。

慢性的な炎症が肝臓癌を引き起こす

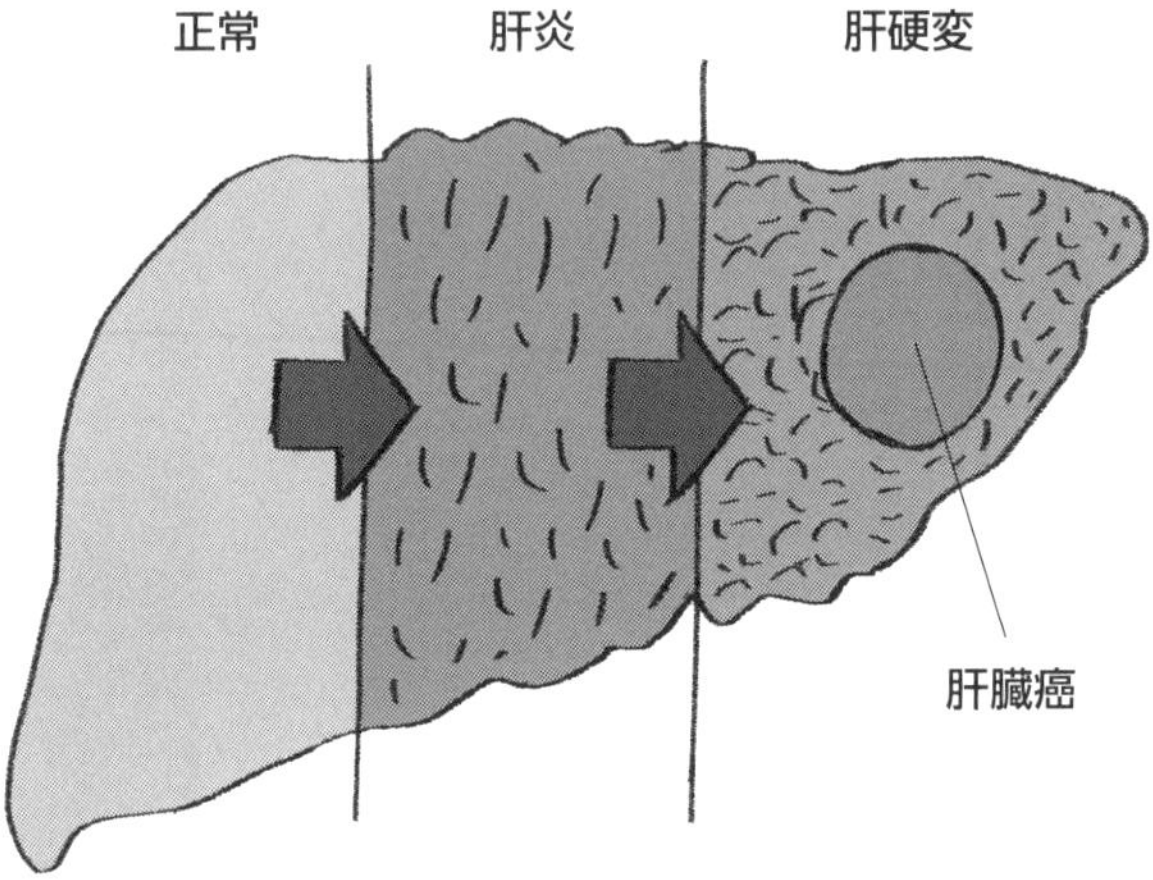

はじめは、肝臓に脂肪が溜《た》まってくる「脂肪肝」になりますが、これは慢性的な炎症をともなっている状態です。それが長く続くと、細胞の周りが線維化（医学用語では繊維ではなくこう書きます）し、肝臓が硬くなり、形もだんだんといびつになっていきます。この線維化が進むと、最終的には肝硬変という状態になってしまうのです。

肝硬変になった肝臓というのは、機能の低下と同時に炎症も繰り返し起こります。炎症が起こっていると、細胞はつねにダメージを受け、死んでは補充されるというサイクルが繰り返されます。細胞の分裂が盛んだとそれだけＤＮＡも複製されることになり、エラーも生じやすくなります。そうなると、肝細胞には遺伝子の異常が蓄積されていき、あるところで癌が発生してくると考えられているのです。これが、肝細胞癌（いわゆる肝臓癌）です。肝細胞癌については、アルコールだけが原因ではなく、ウイルス性肝炎に引き続いて起こる場合なども多くあります。肝臓は異常が起こっても症状が出にくく「沈黙の臓器」ともいわれるので、健康診断などの結果に気をつけたいですね。肝臓癌による死亡は男女合わせ、がんのうち第5位で、2万4000人ほどが毎年亡くなっています。

肝臓癌の治療としてちょっと特別なものとしては「ラジオ波焼灼《しょうしゃく》療法」というものもあります。ラジオ波治療は、腫瘍の中に電極の針を刺し、AMラジオで使われる周波数に近い約450キロヘルツの高周波を流し、がんを固めて殺してしまうという治療法です。外科手術と違い、開腹をしなくても治療を行えるので、体への負担が少ないというメリットがあります。

さて、たばこやアルコールががんのリスクを高めるというのはよく知られていますが、実はがんを引き起こす重要なリスクファクターが他にもあるのです。その一つが感染症による発がんというものです。

感染症というと、風邪やインフルエンザなどが思い浮かぶと思います。他の人からうつって、熱が出て、体がだるくなり、しばらくすると治る……というようなイメージでしょう。

しかし、感染症にはさまざまな種類があり、一度感染すると病原体が一生、体に潜み続ける病気もあります。そういった**「体に住み続ける」ウイルスや細菌などは、慢性的な炎症を引き起こしたり、病原体そのものががんを引き起こす機能を持っていたりすることがあります**。世界中で生じているがんのうち、3割から半分ぐらいまでは感染症によって引き起こされるという推計もあるぐらいです。[20]

がんを引き起こす感染症・病原体としては、胃癌を引き起こすヘリコバクター・ピロリ菌、肝臓癌を引き起こすB型肝炎ウイルス（HBV）やC型肝炎ウイルス（HCV）、鼻・喉の奥にできる癌である上咽頭癌・鼻咽頭癌や胃癌、リンパ腫を引き起こすエプスタイン・バー・ウイルス（EBV）、リンパ腫やカポジ肉腫を起こすカポジ肉腫関連ウイルス（KSHV）、白血病を引き起こす成人T細胞白血病ウイルス（HTLV-1）、そして、子宮頸癌、中咽頭癌、肛門癌、外陰癌、陰茎癌などを引き起こすヒトパピローマウイルス（HPV）などが知られています。たくさんありますね。

この中から、いくつか知っておいてほしいものを取り上げてみます。

■子宮頸癌

子宮頸癌は全世界で1分間におよそ1人が診断されている癌で、日本では毎年約1万人が発症し、約2700人が亡くなっています。癌ができる場所は子宮の入口の部分で、20代から30代の比較的若い女性にも発症することが知られています。**ちょうど子育てを始め**

た年代で罹患することも多く「マザーキラー」と呼ばれることもあります。

ＨＰＶというウイルスが子宮頸癌を引き起こす仕組みはかなり詳細に明らかにされており、これらの発見によりハラルド・ツア・ハウゼン博士は２００８年にノーベル生理学・医学賞を受賞しています。

子宮頸癌は、主に扁平上皮癌という組織型のタイプの癌が、子宮頸部という子宮の入口のところから起こってくるものです。この癌のほとんどすべてがＨＰＶというウイルスによって引き起こされることがわかっています。ＨＰＶには４００種類以上のタイプ（型）があるとも考えられており、皮膚に「イボ」などを引き起こすものから、子宮頸部などに癌を起こすものまでさまざまなものがあります。それ以外にも、肛門癌や中咽頭という喉の部分の中咽頭癌、女性の外陰部癌、男性の陰茎癌なども起こします。

子宮頸癌を引き起こす「ハイリスクタイプ」のウイルスはおおよそ13種類が知られており、主に性交渉を通じて感染します。

ＨＰＶが子宮頸部の細胞に感染すると、ウイルスは細胞の中に入り込んで潜み、ウイルスのもつＥ６・Ｅ７というタンパク質などが細胞周期を守る機能を邪魔することなどによって、細胞がだんだんとおかしくなり、最終的には癌を引き起こします。また、ＨＰＶは

20　Lancet Glob Health. 2020 Feb;8(2):e180-e190. など

女性だけではなく男性にも影響し、中咽頭癌、陰茎癌、肛門癌など、複数の癌や関連する病気を引き起こすことがあります。

ヒトパピローマウイルスの感染を防ぐ方法はあるんでしょうか？

ワクチンを打つことで感染を予防できるようになってきています。特に癌を起こすリスクの高い16型と18型というＨＰＶに対する、２価（カバーするタイプを「価」と言います）のワクチンやもっとたくさんの型をカバーする4価や9価のワクチンが使えるようになっています。これらをまとめて、ヒトパピローマウイルスワクチン（human papilloma virus vaccine; HPVV）と言います。ＨＰＶＶは、特定のタイプのＨＰＶの感染を予防することができるワクチンであり、若いうちに接種することで、ＨＰＶに感染することを防ぎ、ひいては将来、癌になることを防ぐことができるという「癌予防ワクチン」としての働きがあります。

ＨＰＶＶは先進国を中心に12、13歳前後からの男女両方に使われており、子宮頸癌を予防する効果が報告されています。さらに、子宮頸癌に限らず中咽頭癌など他の癌も減らすことが報告され始めています。

しかしここで、日本には問題がありました。このＨＰＶＶが日本に導入されてすぐに、ワクチンを打った後に「麻痺のような症状」が出るなど、ワクチンの「副反応」の可能性がある症状を呈した人がいました。それが広く報道されたことを受け、厚生労働省はＨＰＶＶと「副反応」が疑われる症状との因果関係が明らかになるまでという名目で、「積極的な勧奨」を中止しました。それによって、導入時には70％ほどあった接種率は一気に１％未満となってしまったのです。今では勧奨が再開されましたが、まだ十分な接種率回復にはつながっていません。統計の取り方も変わったので、一概に比較はできませんが、接種率は２０２２年で40％台です。まだまだ接種率は十分とは言えません。

なかなか接種率が回復しないのは、「副反応」疑いの症状がテレビやYouTubeなどでたくさん流れたことで、「怖い」という印象が強く残っていることもあるでしょう。報道に加えて、一部の研究者が根拠の薄い説や不適切な実験とその解釈を行って、「副反応」を喧伝《けんでん》したことも大きな問題です。大学などに所属する研究者による、一見「科学的に見える」訴えも大きな影響を与えたのです。**実際には、その後の世界的な調査や、日本の名古屋市で行われた調査により、ＨＰＶＶによって「麻痺」などの症状が増えることはまずないことが明らかになっています。**世界保健機関もＨＰＶＶについて安全宣言を出していています。対象年齢になったらしっかりと打っておきたいワクチンと言えますね。

■肝臓癌

肝臓癌の原因はアルコールだけではなく、感染症によるものがあります。B型肝炎ウイルス（HBV）とC型肝炎ウイルス（HCV）によるウイルス性肝炎に続いて起こる肝細胞癌という癌です。これらの2つのウイルスは肝炎ウイルスという分類に入ります。これら2つの肝炎ウイルスは肝臓の細胞に感染し、慢性的な炎症を引き起こします。炎症は肝硬変につながり、やがて肝細胞癌が起こってきてしまうのです。よってHBVもHCVも発がんウイルスであると言えます。ちなみに、2020年のノーベル生理学・医学賞は、HCVの発見に対して授与されました。

肝炎ウイルスは血液を介して感染することが知られています。かつては、注射器の回し打ち、使い捨ての鍼《はり》を使っていなかった頃の鍼灸《しんきゅう》、入れ墨、検査が十分にされていなかった輸血などでも感染が広がっていました。肝炎ウイルスのうち、HBVは薬害としても感染がありました。また、HBVは母子感染も起こりますが、これは感染予防事業によってほとんど防ぐことができるようになっています。

肝炎ウイルスの感染は予防できるんですか？

安心してください。今では感染を予防できるようになってきています。まず、HBVに関しては有効なワクチンがあり、日本においても定期接種が始まっています。このワクチンを打つことでHBVの感染を防げます。また、輸血による感染を防ぐために、輸血前の血液はウイルス検査をしています。これからはだんだんと感染者は減っていき、それにともない、HBVによる肝臓癌も減ることが明らかです。

HCVについてはまだワクチンはありません。しかし、よく効く「ソバルディ」(ソホスブビル)、「ハーボニー」(ソホスブビル・レディパスビル合剤)といったような薬があります。これらのいずれかを含む内服薬を使用すると、95%以上の患者さんにおいて、HCVが体からいなくなります。また、HCVについても、輸血前の血液検査は行われています。

このように、**現在では肝炎ウイルスのリスクをコントロールできるようになってきていて、人類はウイルスによる肝臓癌を克服する方向へ向かっています。**

■胃癌

胃に住み着き、胃癌のリスクを高める「ピロリ菌」という菌の名前を聞いたことがあるのではないでしょうか。正式にはヘリコバクター・ピロリ(*Helicobacter pylori*)という名前を持つこの菌は、1983年にロビン・ウォレンとバリー・マーシャルの2人によって発見されました。発見は偶然の結果で、マーシャルがサンクスギビング休暇で放置してしまった培地にピロリ菌が培養されていたのです。2人はこの発見により、2005年にノーベル生理学・医学賞を受賞しています。

また、マーシャルがこの菌を発見したときのエピソードも有名です。ピロリ菌を自分で飲み込み、胃炎になることを証明して論文を書いたのです。まさに命がけの人体実験ともいえる研究ですが、東アジアで流行しているタイプのピロリ菌とは違い、アメリカやヨーロッパでみられるピロリ菌は「弱毒」だったので、マーシャルはラッキーだったといえるでしょう。

胃の中は胃酸が出ているので、強い酸性の環境になっています。そのような環境ではどんな生物も生きることはできず、胃の中には細菌もいないだろうとずっと考えられてきました。ただ、昔から胃の生検標本をみていた病理医は、菌のようなものがいると気づいていましたが、そういう常識のために、ごみを見ているのだと思い込んでいました。

ピロリ菌はウレアーゼという名前の酵素をつくり、アルカリ性のアンモニアをつくり出すことで酸を中和しているので、胃の中でも生きられるのです。ウレアーゼ以外にもさまざまな外毒素（菌の外に放出される毒素）を持っていて、粘膜の細胞に毒素を打ち込む仕組みまであります。そういった毒素によって傷ついた胃粘膜の細胞は炎症が起きやすくなり、胃癌が引き起こされます。また、MALTリンパ腫という血液のがんの原因にもなるのです。

実際にはピロリ菌に感染している人のうち、がんが起こるのは10年で３％程度だと言われています。昔は、胃潰瘍は主にストレスや胃酸の出すぎが影響していると言われていましたが、今では、慢性的な胃潰瘍はほとんどピロリ菌によるものだとわかっています。感染の経路は子どもの頃に口から菌が入り込む経口感染だと言われています。周りの大人から口移しで食事を与えられることや、井戸水や湧き水など汚染された水を飲んだことが原因だと考えられています。

「ピロリ菌」の除菌って最近よく聞きます

そうですね。かなり一般的になってきました。胃癌の発症リスクを下げるためにはピロリ菌を除菌してしまうことが有効だと考えられていて、胃酸を抑える薬と抗菌薬を複数使っての除菌が行われます。ただし、ピロリ菌を除菌すると、ぜんそくなどのアレルギーや逆流性食道炎が悪化することもあるとの研究もあります。

■ＥＢＶ

ほとんどの人がすでに感染していて、しかもがんを起こす可能性のあるウイルスがあります。医学に関わっている人の間ではとても有名なウイルスなのですが、一般の人の認知度はあまり高くありません。それが、エプスタイン・バー・ウイルス（Epstein-Barr virus; EBV）です。このEBVは、ヘルペスウイルスの1種類で、正式名称はヒトヘルペスウイルス4型と言います。唇にぷちぷちができるヘルペスウイルス（HSV－1）の仲間です。ヒトに感染するヘルペスウイルスの仲間は全部で9種類あるのですが、そのうちの2種類はがんを引き起こします。その1つがEBVというわけです。

ピロリ菌

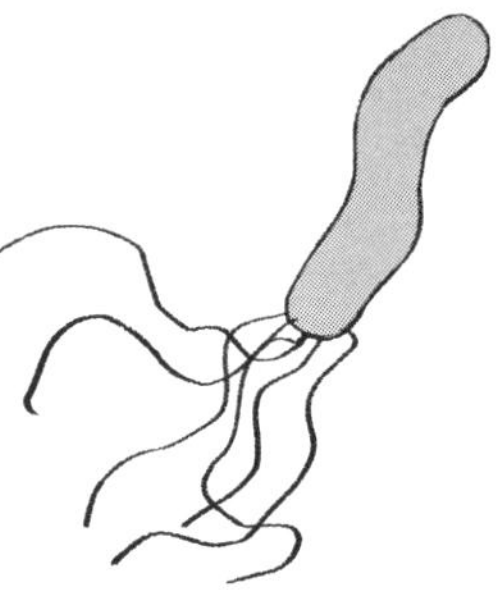

　EBVは主に子どもの頃に知らぬ間に感染し、ほぼ症状もありません。人口の90%以上に広がっているという報告もあるくらいです。ただ、大人になってから初めて感染すると高熱やリンパ節・脾臓の腫れなどを引き起こす「伝染性単核球症」という病気になることもあります。これはキスによってうつることが多いために、英語では「kissing disease（キス病）」と呼ばれます。

　感染後にこのウイルスは免疫細胞の1種類であるB細胞（抗体をつくる細胞）の中に一生潜みます。多くの場合は悪さをしないのですが、このウイルスが関わることでがんが発生することがあります。

　しかもその種類は1つではなく、上咽頭癌、胃癌、ホジキンリンパ腫やバーキットリンパ腫などのリンパ腫の原因となります。実は日本人の胃癌の15%程度まではこのウイルスによって起こっていて、HIVに感染した人などはこのウイルスによる血液のがんが多いことが知られているのです。

今はまだこのEBVに対する予防法や治療法はないのですが、開発は進んでいます。[21] 将来、がんのリスクが高い人などにはワクチンなどが使えるようになるかもしれません。しかし、このEBVによるがんはごくごくまれに発生するだけであり、過剰な心配をする必要は全くありません。

感染症によって引き起こされるがんがあるということを述べてきましたが、これは、病原体がうつって、それが悪さをすることで将来的にがんになるという話でした。それでは、がんそのものはヒトからヒトへうつることはあるのでしょうか。

基本的には「がんそのもの」がヒトからヒトへうつることはありません。これは免疫の機能によるものです。私たちには自分の体の細胞かどうかを認識するシステムが備わっていて、もし自分のものでない細胞が入ってきたら排除するようになっています。なので、基本的に他人のがんがうつるということはないのです。

しかし物事には例外があります。臓器移植後などで免疫機能が抑制されている状態だとがんはうつることがありえます。臓器移植をする際には、移植された臓器を免疫が攻撃し

21 https://www.nih.gov/news-events/news-releases/nih-launches-clinical-trial-epstein-barr-virus-vaccine

ないように、免疫抑制薬を使って免疫の機能を抑制します。このような状況で、もし、移植された臓器の中にがん細胞が含まれていたら、それがうつってしまうことがあるのです。実際、臓器移植や造血幹細胞移植を受けた患者にがんが発生し、遺伝子検査では移植された臓器と同じヒトの細胞由来であることがわかったという報告があります。[22]その他に例外的なケースとして、母親の子宮頸癌が新生児の肺に転移したという報告もあります。[23]

しかし安心してください。これらは非常に例外的なケースで、臓器提供などはがんのない人から提供されますし、「母子感染」もごくごくまれなことでほぼ起こりません。

「がんはうつるのか?」はわかりました。では「がんは遺伝する」のですか?

答えから言うと、がんそのものは遺伝しませんが、がんのなりやすさはまれには遺伝する場合もあります。[24]69ページで紹介したアンジェリーナ・ジョリーさんは、がんになりやすい遺伝子を持っていたために、乳房と卵巣の摘出手術を受けたわけです。

ここまでに解説してきた遺伝子の異常は「がん細胞で起こっている異常」であって、生まれたあとに体内においてエラーで生じることが多いのですが、先天的に遺伝してくる遺伝子の異常もありうるわけです。このような状況にある遺伝子異常などがもととなって生じるまれな腫瘍を、遺伝性腫瘍や家族性腫瘍と呼びます。

結論 喫煙、飲酒、特定の感染症などが癌のリスクを高める要因となる

22 https://www.nejm.org/doi/full/10.1056/NEJM199703273361301／NEJM https://www.nejm.org/doi/full/10.1056/NEJM200308283490921
23 https://www.nejm.org/doi/full/10.1056/NEJMoa2030391
24 肝臓癌では5～10％に家族歴（家族での病気の履歴）があり、なんらかの遺伝要因があるとは考えられます。

「焦げ」を食べると
がんになる？

その他にがんを引き起こす明らかなリスクにはどのようなものがあるでしょうか。国際がん研究機関（ＩＡＲＣ）という組織から「ＩＡＲＣ発がん性対象一覧」というリストが公開されています（左表）。これは、発がん性を有する「対象物」の一覧です。注意が必要なのは、このリストは発がん性についての科学的な根拠が明確かどうかで分類されていて、**「発がん性の強さ」で分けられているわけではない**ということです。たとえば、**グループ１に分類されている「食べものの焦げ」が同じくグループ１の「たばこ」や「アルコール」と同じくらいの発がん性があるというわけではありません**。

「焦げ」を食べるとがんになるんですか？

食べものの「焦げ」の中に含まれている物質が発がん性を持つというのは、細菌を使った実験や、動物実験で科学的に証明されていて、論文も出ています。なので、ＩＡＲＣの

IARC 発がん性対象一覧

グループ	発がん性リスク	例
グループ１	発がん性がある	たばこ、アルコール飲料、アスベスト、加工肉、紫外線、ピロリ菌、アフラトキシン、パーフルオロオクタン酸など
グループ２Ａ	おそらく発がん性がある	食べものの焦げ、赤身肉、非常に熱い飲み物、シフト勤務など
グループ２Ｂ	発がん性の可能性がある	ワラビ、漬物、ココナッツオイル、アスパルテーム、パーフルオロオクタンスルホン酸など
グループ３	発がん性について分類できない	お茶、コーヒー、印刷インクなど

リストでもグループ１に分類されているわけです。

しかし実際には、「焦げ」が原因でがんになるには、毎日大量に食べ続けなければなりません。その量は少なくとも１日数キログラム以上だと言われています。なので、**「焦げ」を食べることによってがんになることはまずない**と考えてよいと言えます。

他にはどのようながんのリスクがあるでしょうか。有名なところでは、ピーナッツなどに生えるカビがつくり出す「アフラトキシン」という物質に発がんリスクがあります（ＩＡＲＣリストのグループ１）。アフラトキシンは発がん性も高いのですが、（あえて注意するまでもありませんが）カビの生えた食べものを食べなければ問題ありません。

また、最近話題になったのは人工甘味料のアスパルテームですね。発がん性の可能性があるとされ、ＩＡＲＣリストのグループ２Ｂに分類されました。[25]

しかし、発がん性のリスクについては、ＪＥＣＦ

Ａという組織が一日摂取許容量（ＡＤＩ）以下なら安全であるとしています。これは「焦げ」と同じことが言えますね。

そのほかに「がん」のリスクとなることはありますか？

そのほか、**食べものでは、加工肉・赤身肉をたくさんとると、癌のリスクになる**ということも言われています。どの程度からが「たくさん」なのかははっきりとしませんが、欧米での摂取量に比べて日本の摂取量はかなり少ないので、過剰に心配する必要はないでしょう。

食べもの以外では、放射線への被曝はがんを引き起こすリスクになります。有名なのは白血病の発症や甲状腺への放射性物質の蓄積による発がんです。これは、曝露《ばくろ》した放射線量にもよりますが、現在の日本では、職業的に放射性物質を扱う人以外は過剰に心配する必要はありません。ただし、被ばく量の多いＣＴを何度も受けることは少しリスクがあるといえるかもしれません。

また、フッ素加工フライパンや殺虫剤などに含まれるフッ素化合物ＰＦＯＡ（パーフルオロオクタン酸）とＰＦＯＳ（パーフルオロオクタンスルホン酸）もＩＡＲＣが、発がん性があると評価され話題になりました。より詳細な研究はまだこれからです。

このように、がんを引き起こす物質や病原体などのリスクはさまざまなものがあります。発がんのリスクを下げるために、禁煙や禁酒、ワクチンの接種などをぜひ検討し、リスク因子を避けてほしいと思います。

結論 発がん性で大事なのはヒトでの実際のリスク評価

25 https://www.fsc.go.jp/foodsafetyinfo_map/aspartame.html

2
時間目

今だからこそ伝えたい「感染症」の歴史と予防法

「細菌」や「ウイルス」などが感染症を起こす

ここでは、新型コロナウイルス感染症をはじめとする「感染症」を見ていきます。

基本から押さえておくと、**感染症とは細菌や真菌、ウイルス、寄生虫、プリオンなどの病原体によって引き起こされる病気のこと**です。昔は伝染病とも言いました。病原体がヒトの体の中で増えるなどして、細胞を壊したり、毒素を出したりといった悪さをすることで起こる病気。これが感染症です。病原体がヒトからヒトへもうつるので、感染症もヒトからヒトへうつります。

2024年、この本を書いている現在も新型コロナウイルスの世界的流行は波をつくりながら続いています。まだまだアフターコロナという状況ではありませんが、人々の関心は薄れつつあります。

感染症はかつて人の命を最も奪っていた疾患群でした。しかし医療の発達などにより、現在ではがんなどと比べると、死亡数・率はかなり抑えられています。

風邪やインフルエンザなど、流行して一時的に強い症状が出るような病気や、結核やエボラウイルスなどを思い浮かべる人もいるでしょう。

人類の歴史では多くの感染症の流行が起こってきました。

「病原体」は感染症を引き起こす、小さな「もの」です。こういう表現を使うと、小さな「生き物」ではないの？　と思う人もいると思います。その疑問に答えるためにも、「そもそも、生き物とはなんなのか？」というところから見ていきたいと思います。

生き物は文字通り「生きているもの」ですよね？

普通そう考えますよね。生きているものが生き物。生物というのは生命を持っているもの、生命を持っているのが生きているもの……これだと、トートロジー（同語反復）になって定義できません。

意外と「生物」について正確に定義するのは難しいのです。それでは、生物に分類されるものは何か。動物（哺乳類、鳥類、爬《は》虫《ちゅう》類、両生類、魚類……）・植物・菌類・細菌・古細菌などです。これらに共通する特徴は何でしょうか。それは、最小単位というべき「細胞」からなっているということです。つまり、**細胞はある意味で生物の最小単位で、「生物とは細胞からできているもの」と言えそう**ですね。

細胞には次のような機能があります。

細菌

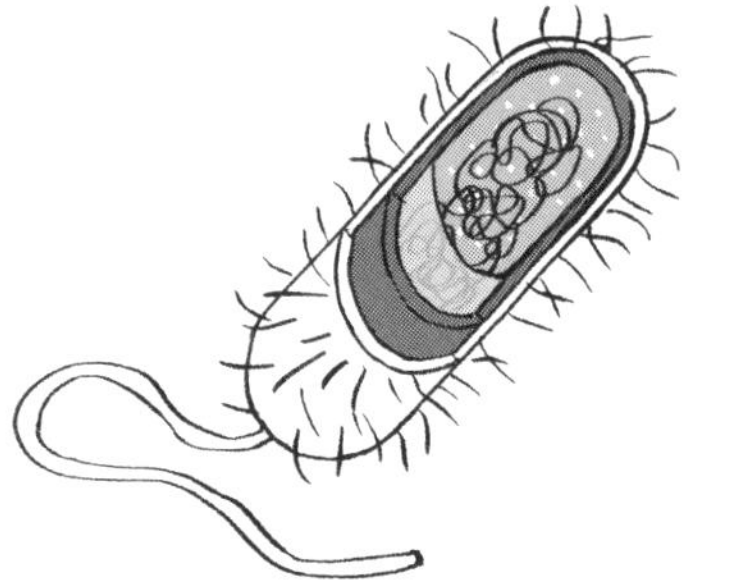

①エネルギーを変換することができる
②自分の状態を維持することができる
③自分自身とそれ以外が分かれている（独立している）
④分裂して増える

なので、細胞からできている生物は、基本的にこの4つの機能を持っていることになるわけです。

ここで、最も小さな細胞からできている生物はなんだろうと考えてみます。それは細菌や真菌、古細菌などで、たった1個の細胞からなっています。「単細胞」生物というのですね。

右は細菌のイラストですが、これが1つの細胞でもあります。細胞というのは「外界とは区切られた装置」であるとも言え、エネルギーを変換し、自分を維持し、分裂して増える。それを実施するためにいろいろな仕組みが備わっています。これらの仕組み、装置のことを細胞内小器官と言います。

そのなかでも大事な仕組みは、遺伝情報をDNAに書き込んで保持すること、エネルギーを変換する装置を持つこと、自分を維持するために自分の部品をつくったり壊したりする装置を持つことなどが挙げられます。**細菌は、自分で栄養を取り込んでエネルギーを変**

換し、増えることができる小さな「生き物」なのです。

細菌は小さな生き物だということはわかりましたが、「ウイルス」はどうでしょうか。ウイルスはラテン語の「virus」が由来で、この言葉は「毒液」といった意味合いです。日本語ではこれまでいろいろな書き方がされてきていて、ウイルス、ウィルス、バイラス、ビールスなどと書かれてきました。しかし、1953年に日本ウイルス学会が設立され、今では「ウイルス」(すべて大文字のカタカナ)が正式名称になっています。この表記以外で書いている場合は分野外の人によるものだといえます。

ウイルスの概念図は上のような感じです。形はいろいろあります。多面体みたいなもの、らせん状のもの、まるで宇宙船のようなものなど、いろいろです。

外界と仕切りで隔てられていて、なかに遺伝物質がありま す。遺伝情報があるというのは、細胞と同じですが、遺伝情報の保持の仕方は違うところがあります。必ずしもDNAに情報を書き込んでいるのではなく、RNAという別の物質に遺伝を書き込んでいることもあるというところが違う点です。

ウイルスの例

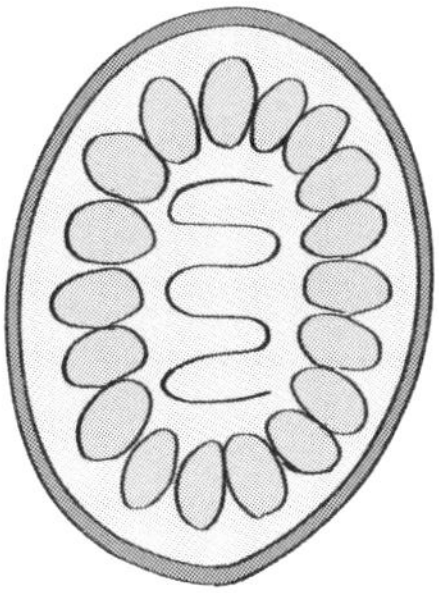

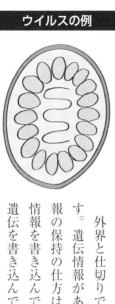

ウイルスは「生物」ではないんですか？

「ウイルス」が生物であると断言するのは難しいですね。電子顕微鏡を使わないと見えないほど小さいウイルスは、細胞にはあるものがいろいろありません。細胞核やエネルギーを変換する装置も、自分の成分を作る装置もありません。そして決定的なのは「自分だけでは増えられない」という点です。

つまり、**ウイルスは「生物」を定義するような特徴を十分には持っていない**のです。遺伝情報の「入れ物」はあるけれど、生物としての機能を十分には持っていません。遺伝情報を書き込んだ成分（ＤＮＡもしくはＲＮＡ）と、それが入る入れ物、そして少数の種類のタンパク質を持つ小さな小さな塊。それがウイルスのすべてです。

ウイルスがどれくらい小さいかと言うと、一部の例外を除くと、だいたい細菌の10分の1程度の大きさです。細菌は小さいものだと1マイクロメートル程度の大きさで、ヒトの細胞だと5マイクロメートル以上です。一方、ウイルスは１００ナノメートル程度のものが多いです。１００ナノメートルは０・１マイクロメートルで、１ミリメートルの１０００分の１程度の大きさです。

ウイルスはいったいどうやって増えるんですか？

簡単に言うと、他の「生物」の細胞に入り込んで機能を乗っ取り、自分を増やしてもらうのです。侵入した細胞の装置をお借りするわけです。なので、ウイルスはただの情報の塊のような面もありますが、細胞を乗っ取る機能は持っています。自らの細胞もなく、他の生物に依存してはいますが、ウイルスは増えてはいくわけで、まるで「生物」のような振る舞いも見せています。**ウイルスは、生物と非生物の非常に難しいはざまの立ち位置にいる存在で「生物学的存在」と言われることもある**くらいです。なんだか概念的で、哲学的な話ですね。

さてここで、細菌とウイルスの違いに関連して知っておいてほしいことがあります。

細菌や真菌の機能を働かなくするような薬が「抗菌薬」「抗真菌薬」であり、よく使われる「抗生剤・抗生物質」です。

代表的な抗菌薬には、細菌の細胞の壁を壊すもの、細菌がタンパク質をつくるのを邪魔するもの、細菌の遺伝情報であるＤＮＡが増えるのを防ぐもの、ＲＮＡをつくれなくするものなどがあります。細胞の装置に作用させることで、細菌を殺していくのです。

こうした薬の必須の条件が「ヒトの細胞の装置には影響しない」もしくは、「影響しにくい」こと。細菌の細胞にだけ作用する「選択性」のある物質が薬になっています。

重要なのが、抗菌薬は菌の細胞の装置を止める薬であって、「ウイルスには効かない」ということ。ヒトに感染するウイルスはヒトの装置を乗っ取ることで増えていくので、細菌のような装置を持っていません。そして、抗菌薬はヒトの装置には作用しないようになっているので効きません。

なので大切なことは「風邪」に抗生物質は効かないということです。**風邪はライノウイルスやコロナウイルスなどのウイルスによって起こることがほとんどであるため、抗菌薬は原理的に効果がない**のです。むしろ、抗菌薬を乱用すると、体にいる細菌が薬剤に対して耐性というものを持ってしまい、簡単には薬が効かなくなってしまいます。耐性菌が増えると将来的に治療手段が減ってしまうので、これは大変な問題です。

医者が普通のウイルス性の風邪の患者さんに対して抗菌薬を処方することはありませんが、たとえば、風邪気味だからといって昔処方されて家に残っていた抗菌薬を飲むといったことは避けてください。

結論 風邪になったときに抗菌薬は飲まない

風邪、食中毒、梅毒……実は身近な感染症

感染症というとどういったものが思い浮かぶでしょうか。

夏場になると食中毒などがありますね。病原体が混じった食べものを食べてしまうことで食中毒を起こし、下痢をはじめとしたさまざまな症状が出ます。生肉にはカンピロバクター属の細菌や大腸菌などがいることもあるので、よく加熱調理することが重要です。

世の中には病原性のある微生物がたくさんいます。人間の体にもたくさんの菌がついていて、体の中にも病原性のある細菌などはたくさん住んでいます。健康な人は免疫機能によってこれらの細菌の働きを抑えつけているので、悪さをしません。しかし、**免疫機能が抑制されるような状況になると、ウイルスや菌などが悪さをすることがあります**。これを「日和見感染」といいます。免疫が抑制される状況としては、免疫の病気になることや免疫抑制剤の使用、臓器移植後などの医療行為によるもの、免疫不全となる疾患（先天性のものやのちに述べるエイズなど）の発症などがあります。

基本的にこういった状況にならない限りは気にする必要はありませんが、ステロイド治

療や免疫抑制療法を受けている場合には日常的にも感染症に注意をする必要があるのです。

■風邪

感染症の代表格が「風邪」です。「感冒」とも呼ばれます。実は風邪は1種類のウイルスによる1つの病気ではありません。ライノウイルスやコロナウイルス（新型コロナウイルスの仲間）、ヒトメタニューモウイルス、RSウイルス[1]などなど……さまざまなウイルスによって引き起こされる、上気道（鼻や喉）の症状が出るたくさんの感染症の総称です。風邪は他の感染症のどれにも該当しない場合に診断されるものなのですね。風邪を引き起こすウイルスはいずれも一過性にヒトの体で増え、免疫で排除され、治ります。

ライノウイルスだけでも200種類以上のタイプがあります。コロナウイルスも風邪を引き起こすものは4種類あります。**風邪は原因となるウイルスの種類がものすごく多いために「風邪ワクチン」をつくることがほぼ不可能なわけです。**

■TORCH症候群

母子感染といって妊娠中の女性からお腹の中の胎児に感染が起こることがあります。この場合、流産につながってしまったり、生まれてきた子どもが先天的に疾患にかかってしまったりすることがあります。特に胎児に障害を与えることがよく知られている代表的な疾患をまとめて「TORCH症候群」と呼びます。

「TORCH」は病原体の頭文字を並べたものです。「T」はトキソプラズマ、「O」はOthersでいろいろ他のもの、「R」は風疹（ルベラ）、「C」はサイトメガロウイルス、「H」はヘルペスウイルスです。これらの疾患は先天性の異常を赤ちゃんに起こしえます。

トキソプラズマやサイトメガロウイルスは妊婦さんが感染しないようにすることが重要で、妊娠中は生肉を食べない、ネコの世話をしない（トキソプラズマ感染予防）ことや年少児と触れ合わない（サイトメガロウイルス、ヘルペスウイルス感染予防）ことなどが重要になります。風疹についてはワクチンがあるので、**妊婦さんもその周りの人も、妊娠前にしっかり風疹ワクチン接種しておくことが重要**です。

■性感染症

性感染症は言葉の通り、性行為・性交渉によってうつる感染症です。性風俗などを利用するとか性生活が奔放だからうつるんだろうと根拠なく安易に決めつけず、性交渉があれば誰でも感染する可能性があると思っておくことが重要です。パートナーが互いにうつし合うこともあり、治療の際は行動歴などを正直に話すことと同時に、相手にもしっかり伝

1 RSウイルスには抗体薬やワクチンがあります。

える必要があります。言いづらいことではありますが、かかってしまった場合にはしっかり責任を持って話をすることが必要になります。

性感染症で有名なものは、梅毒、淋菌、クラミジア、HIV、HPV、HBVなどがあります。これらの一部はコンドームを使うなどの安全な性交渉によって感染をかなり防ぐことができますが、HPVや梅毒など、コンドームでは十分に防げないものもあります。HPVとHBVについては有効なワクチンがありますので、男女ともに性交渉をし始める年齢までに接種しておくことが望ましいです。

梅毒は日本でも流行が起こっています。未治療の梅毒は初期には皮膚の病変だけですが、徐々に全身に広がり、最終的には脳などが冒されて精神に異常を来したり、死亡したりすることもあります。ニーチェやアル・カポネなども梅毒により命を落としたと考えられています。**梅毒は抗菌薬による治療で完治が望める疾患なので、感染した可能性がある場合は受診してしっかり治療を受けましょう**。

■HIVとエイズ（AIDS）

エイズの症例は1981年に最初の報告があり、その後の研究で1983年にフランスのウイルス学者のモンタニエ、バレシヌらが原因ウイルスであるHIV-1を発見しました。少し話は横道にそれますが、モンタニエはいろいろと問題のある人物で、後年は疑似科学、似非科学に傾倒し、ホメオパシーや反ワクチンなどのトンデモ医学情報を流布していました。ノーベル賞受賞者という権威を笠に着て、怪しい情報を広めていることに対して、「ノーベル症」だと非難されました。

本題に戻ります。ＨＩＶとは「human immunodeficiency virus」訳すと「ヒト免疫不全ウイルス」です。１９８４年には米国国立衛生研究所のギャロ、カリフォルニア大学のレヴィたちも分離していました。これらはいずれも同じウイルスで、ＨＩＶ－１と命名されました。このあたりは研究者同士の競争がとても激しく、先取権争いもホットな領域だったわけです。その後、ＨＩＶ－２も１９８５年にモンタニエが発見していますが、現在より問題となっているエイズはＨＩＶ－１によるものです。

「エイズ」は英語では「ＡＩＤＳ」、なんの略かというと「Acquired immunodeficiency syndrome」で、訳すと「後天性免疫不全症候群」です。これは、生まれつきではなく、ＨＩＶ感染によって「後天的に」、「免疫」が破壊されて機能しなくなる「不全」状態になる「症候群」という意味ですね。

つまり、**エイズは免疫を壊してしまうウイルス性疾患**ということです。ウイルスというのは先に説明したように、細胞に入り込み、そこで増えて、細胞を殺して出ていくというサイクルの場合がほとんどです。

ＨＩＶは、免疫を担う細胞の一種であるＴ細胞のうち、免疫全体をコントロールする役割を持つＣＤ４という分子を持っているＴ細胞などに感染します。そして、徐々にＣＤ４陽性Ｔ細胞の減少を招き、免疫システムを壊してしまいます。

ＨＩＶ－１は血液・精液中などにウイルスが出てきて、輸血や注射、性交渉、あとは出産時などの血液曝露などでヒトの体内に入ると、樹状細胞やＣＤ４のあるＴ細胞などの細胞に感染します。

ＨＩＶは10年ほどかけて少しずつＣＤ４のあるＴ細胞を壊していきます。はじめは炎症や免疫反応が起こり、「風邪」や「インフルエンザ」のような症状が出る「急性感染期」があります。この時期にほとんど症状が出ない場合もあります。その後、症状はなく静かにウイルスが増えていき、ＣＤ４細胞が死んでいく「無症候期」が10年程度続きます。この時期を過ぎると、発熱や倦怠感などが出てきて、帯状疱疹などを発症しやすくなります。その後、Ｔ細胞が急激に減少すると、さまざまな問題が体に起こってきます。普通だとほとんど発症しない感染症や悪性腫瘍を発症するようになります。また、食欲低下や低栄養状態、衰弱なども出てきます。そういう状態において、「ＡＩＤＳ指標疾患」という「23種類の疾患」のいずれかが発症した場合に「ＡＩＤＳが発症した」と定義されるのです。

これは大事で**「ＡＩＤＳ指標疾患」が出ていなければ「ＡＩＤＳ」ではなく「ＨＩＶ感染」がある状態としかいえません**。

「ＡＩＤＳ指標疾患」を羅列してみましょう。

カンジダ症、クリプトコッカス症、ニューモシスチス肺炎、コクシジオイデス症、ヒストプラズマ症、クリプトスポリジウム症、トキソプラズマ脳症、イソスポラ症、サルモネラ菌血症、サイトメガロウイルス（ＣＭＶ）感染症、化膿性細菌感染症、帯状疱疹／単純ヘルペスウイルスなどヘルペスウイルス感染症、活動性結核（active tuberculosis）、非結核性抗酸菌（ＮＴＭ）症、反復性肺炎、リンパ性間質性肺炎・肺リンパ過形成、カポジ肉腫、原発性脳リンパ腫、非ホジキンリンパ腫、浸潤性子宮頸癌、進行性多巣性白質脳症（ＰＭＬ）、ＨＩＶ脳症、ＨＩＶ消耗性症候群。

聞いたことのない病気が多いです

そうですよね。これらの疾患は主に、免疫の機能がかなり低下しないと生じにくいものが多いので、普通にはかからない疾患が多いのです。先に説明した日和見感染症なのです。ＨＩＶに対する治療薬をごく簡単に見てみます。ＨＩＶに対する治療戦略として、現在の診療で行われているのは、ただ一つです。それは、抗ウイルス薬を使ってウイルスの増殖を抑え込むという戦略です。ＨＩＶは完全除去がとても難しいので、新たにウイルスがつくられないようにすること、つくられたウイルスが他の細胞に感染するのを防ぐことが目的になります。つまり、**病気の発症を死ぬまで抑えることを目指す**のです。

また、HIVは遺伝の変異が起こりやすいという特徴があるので、薬が効かなくなるような変異、すなわち「薬剤耐性」がウイルスに早く出てきてしまうという問題があります。なので、RNAウイルスであるHIVの治療には、いくつかの違う働きを持つ薬を組み合わせて使う「多剤併用療法」を行います。実はHIVの治療薬を最初に発見したのは日本人です。zidovudine（ZDV）またはazidothymidine（AZT）という薬は、米国国立衛生研究所において満屋裕明氏が見つけた世界初のHIV治療薬で、2番目と3番目の薬も見つけています。その後も現在までどんどんいい薬が出続けています。これらの治療法の改善もあり、**今ではHIVに感染したとしても投薬治療を継続していれば非感染者と同等の年齢まで生きられるようになっており、エイズの発症率も下がっています**。

このようにHIVに対する治療は進展しているものの、ウイルスの変異が多いことなどがハードルとなっていて、いまだに予防策である有効なワクチンは開発されていません。

HIV・エイズはいつから流行し始めたんですか？

エイズは1981年にはじめての症例が報告されました。簡単に言うと、アフリカ大陸内で、チンパンジーなどからうつったウイルスが、労働者の密集するアフリカの都市で蔓延し、ハイチ経由でアメリカへ入り、流行が始まっていったという流れです。この流れを詳しく解説しているのが『エイズの起源』(みすず書房)という本です。興味がある人はぜひ読んでみてください。

UNAIDS(国連合同エイズ計画)の「UNAIDS GLOBAL FACT SHEET」(2023年)によると、現在までには8560万人がHIVに感染して死亡しており、2023年には世界で3900万人がHIVに感染している状況です。

2017年の『エイズ発生動向年報』によると、日本でのHIVの感染状況は累積報告件数1万9896件、エイズ患者8936件、新規患者としては感染976件、エイズは413件です。感染経路は同性間接触が72・6%、異性間が15・3%。性的接触が87・9%、母子感染3件、薬物使用が2件。日本国籍男性のHIV感染者の主要な感染経路はいずれの年齢階級においても同性間性的接触の割合が最も高いのです。

ハイリスク群の人はコンドームの使用などで予防に努めるとともに、検査をしっかりと受けることが重要です。**適切な治療を受ければ、平均余命は健康な人と変わらないので、早期発見が何よりも大切**です。

■新型コロナウイルス感染症(COVID-19)

2019年年末に中国の武漢で発生した肺炎の流行は、翌年には世界的な大流行となりました。SARS－CoV－2というウイルスによって引き起こされるCOVID－19という感染症です。この病気とウイルス、ワクチンなどについては私も本を書いていますので詳細はそちらに譲りたいと思います。

このウイルスの由来はよくわからないことが多いですが、この疾患の病原体は技術の進歩もあり、サンプルが採取されてから数日以内に特定されました。また、コロナウイルスの仲間であるSARS－CoV－2については、これまでにないほど多くの研究がなされ、世界で最も研究されたウイルスと言えるかもしれません。ワクチンとしてmRNAワクチンが初めて大きく利用され、ウイルスのゲノム解析などがリアルタイムで大量になされました。治療薬もさまざまなものが開発されました。ワクチン接種をした人や、感染してしまったことによる免疫獲得者が増えたこと、治療法が改善してきたことなどから脅威の度合いは下がってきましたが、2024年時点でも流行は続いています。流行にともないさまざまな感染症対策を適切に適度に行いながら生活していくという大きな変化が世界に起こりました。感染症は今でも「過去の病気」ではなくそこにある危機となりえることが明らかになりました。

■インフルエンザ

毎年のように流行するインフルエンザですが、COVID－19流行中は感染症対策が全世界的に積極的になされていたこともあり、例年のような流行がありませんでした。しかし、2023年冬シーズン前からはまた流行が始まっています。

このインフルエンザは、インフルエンザウイルスによって引き起こされる呼吸器感染症ですが、人獣共通感染症でもあります。人獣共通感染症というのは、ヒトにも動物にも感染する病原体によって引き起こされる感染症を指します。

インフルエンザウイルスは渡り鳥などによって保持されており（発病することもある）、それらがシーズンによって鳥が渡ることで移動してきます。渡り鳥のフンなどによって飼育されている家禽《かきん》類、そしてブタにも感染し、家禽類やブタを通じてヒトにも感染します。さらにヒトからヒトにも感染することで流行が起こるのですね。これらの詳しいことについては巻末に紹介する『ウイルスは悪者か』（亜紀書房）という本に詳しいので興味のある方はぜひ読んでみてください（この本はエボラウイルスにも詳しいです）。

インフルエンザの医療的な対策としてはワクチンと治療薬があります。ワクチンは毎年の流行ウイルスを予測してつくられる不活化ワクチンですが、感染予防効果自体はあまり高くはありません。重症化予防効果もありますので打っておくことがおすすめではありますが、打っていても他の予防・流行対策は重要です。治療薬は有名なタミフルの他にも多数の抗ウイルス薬がありますが、効果は限定的と言ってしまってよいかもしれません。多くの場合、重症化するリスクが少ない人は感染してしまったら栄養と休養で回復を待つことても対応できるのが季節性インフルエンザです。

■**エムポックス**

２０２２年、新型コロナウイルス感染症の流行が続くなか、別の感染症が世界的に流行しました。それがエムポックスです。もともとは「サル痘」という名称でしたが、２０２３年5月にこの名前に変更されました。エムポックスは天然痘ウイルスの仲間であるサル痘ウイルスが引き起こす疾患で、発症すると発熱やリンパ節の腫れだけでなく、皮膚に特徴的な疱疹をともなう皮疹が出ます。もともとはアフリカのコンゴ民主共和国周辺で蔓延していた疾患ですが、２０２２年にヨーロッパから世界中にあっという間に広がりました。

今回の流行における感染ルートは主に性交渉によるもので、特に男性同士での性交渉が原因で広がりました。性感染症の要素が強かったこともあり、ＨＩＶのハイリスクグループの人たちにも広がりました。

この疾患に対しては十分有効な治療法はまだありませんが、**天然痘ワクチンが予防策として使えることがわかっていて、ＷＨＯも推奨しています**。ハイリスクの人たちに対してワクチン接種がなされるとともに、流行を防ぐための呼びかけが世界中でなされました。その効果なのかどうなのかはよくわかりませんが、世界的な流行は２０２３年にはほぼ収まっています。

■ネグレクテッド・トロピカル・ディジーズ

「無視された熱帯の病気」という意味合いのこの言葉は、主にアフリカや南アメリカなどの熱帯地域などで蔓延しているものの、先進国ではあまり流行がないことから、実質的に現代の医学や製薬企業などから「無視されて」いる病気を指します。患者数が多かったり重症度が高かったりするものも多いのですが、経済的になかなか「ペイしない」などとされてしまって対策が進んでいません。

しかし**近年では航空網の発達にともなって人の移動が増えたことなどにより、熱帯地域などで起こった感染症が世界に広がることも多くあります**。新型コロナウイルスだけではなく、エムポックスやデング熱なども近年大きな流行が起こっています。こういった疾患に対して対策をする重要性は世界的に増していると言えるでしょう。

■重症熱性血小板減少症候群（SFTS）

今、日本の国内にいても感染のリスクがあり、かつ非常に高い致死率を持つウイルス感染症があるのをご存じでしょうか。それが重症熱性血小板減少症候群（SFTS）です。この原因ウイルスは、ブニヤウイルス科に属するウイルスで、2011年に中国の研究者によって特定されたものです。そして、この疾患は「マダニ」が媒介する感染症で、致死率が非常に高いという特徴があります。虫によって媒介される病気は非常に多く、マダニだけでなく蚊によって媒介されるマラリアは世界的な問題です。

ＳＦＴＳの病気の症状としては、消化器症状として嘔吐・腹痛・下血など、神経症状として頭痛・意識障害など、リンパ節の腫脹、凝固障害・血小板減少などが起こり、多臓器不全などで死亡することもあります。病態としては、ウイルスが免疫を担う細胞の一種であるＢ細胞に感染し、急速に増殖することで全身に広がるとともに、血球貪食症候群などの全身性の炎症が生じることがわかっています。致死率はかなり高く16％以上です。死亡例はすべて50代以降で、高齢者の感染にはリスクがあるともいえます。

ＳＦＴＳは２００７年に世界で初めての報告があり、２００９年に中国の湖北省と河南省の山岳地域において、原因不明の疾患が集団発生したことが最初の報告でした。その後、于学杰らによって２０１１年に原因ウイルスである「Dabie bandavirus」が同定されました。その後、これは中国に結構広く分布している病原体であることがわかり、日本でも１００例以上の症例があったことが見つかりました。

これはただごとではなく、日本国内にも病毒性の高いウイルスがいることが推定されたため、多くの調査がなされ、実際に日本にもウイルスが野生動物やマダニにいることがわかったのです。系統樹解析といって、ウイルスの近縁の度合いや祖先を考察できる方法で調べると、中国や韓国から海を渡ってやってきたことが示唆されています。

このウイルスの感染経路・感染環は、マダニに噛まれることで感染する人獣共通感染症(Zoonosis)であることがわかりました。マダニが、ウイルスを持つヤギ、ウシ、イヌ、ネコなどを刺し、またヒトも刺すことで感染するルートや生活環が一般的と考えられています。いまのところ少数例ではありますが、動物から直接感染する、ヒトからヒトへ感染するという報告もあり、2017年には徳島県で飼い犬からヒトに感染した例が報告されているほか、病猫の看護中に噛まれた例やネコの多頭飼育により感染したと思われる症例も報告されています。

感染を予防するには、マダニに刺されることや病気を持つ動物との接触を避けることが大切です。HIVやエムポックスも人獣共通感染症であり、動物の持っているウイルスがヒトの世界に入ってくることで新たな感染症の流行が起こり問題になることがあります。

2023年にはマダニが媒介する可能性のある新たなウイルス感染症「オズウイルス感染症」を私たちのチームが発見しました。[2] 自然との触れ合いにも感染症のリスクがあることをあらためて意識しないといけませんし、動物においてどのような病原体があるのかというような研究は非常に重要で、ヒト・動物・環境の3つを合わせてみていくことを「ワンヘルス」というようになっています。

2 https://www.niid.go.jp/niid/ja/route/arthlopod/1771-idsc/iasr-news/12108-521p01.html

■**天然痘**

天然痘（痘瘡）は古くはエジプトのファラオのミイラにもその痕跡が見られるように、古くから人類に大きな影響を与えてきたウイルス性の感染症です。天然痘ウイルスによって起こるこの疾患は、日本においても平安時代の藤原四兄弟が亡くなるなど、多くのエピソードが残っています。全国の国分寺や奈良の大仏なども天然痘などの疫病を封じたいという思いでつくられたものが多いですし、おにやらいや豆まきなどにも疫病を防ぎたいという思いがこもっています。

ワクチンもそもそもは天然痘対策として発明され、種痘《しゅとう》として世界に広がりました。この天然痘についてはＷＨＯなどを主体とする根絶プログラムによって、１９８０年にウイルスが根絶されました。しかし研究用にアメリカとロシアはまだウイルスを保持しており、生物兵器やバイオテロとして使われる可能性は残されています。**人類が根絶に成功したヒトウイルス感染症の病原体は天然痘ウイルスだけです**。ただ今後はポリオ（脊髄性小児麻痺）や麻疹《ましん》（はしか）も根絶させたいという計画は世界的にあります。

結論 **感染症の「正しい知識」をもって、「適切な予防」をする**

ウイルスの発見と感染症の歴史

肉眼ではとうてい見えない小さな細菌やウイルスなどの病原体は、どのように発見されてきたのか、簡単に見てみましょう。

昔から感染症というのは何かがうつることで生じる病気だと考えられていましたが、それらの原因は顕微鏡が発明されるまではまったくわかっていませんでした。顕微鏡が発明されると、ウイルスより大きな細菌が先に見つかります。1674年に「微生物学の父」と言われるレーウェンフックが自家製の顕微鏡を使って細菌を発見したのです。そして、1860年にはフランスの細菌学者パスツールが細菌の働きの研究をし、1876年には「細菌学の父」と称されるコッホが病原体としての細菌の意義を明らかにしています。そういった研究の中で、「感染症の多くは細菌が原因で起こっている」ということが明らかになったのです。

ところが、1892年にロシア人の微生物学者イワノフスキーが大きな発見をします。モザイク病にかかった植物のたばこから液をとり、陶器でできたフィルターとなる濾過《ろか》器に通し、細菌がいない状態にしてから健康なたばこに接種しても、モザイク病がうつることを発見しました。つまり、**濾過器をすり抜けてしまうほど小さな「何か」が感染症の原因になっているのではないか**と考えたのです。さらに、１８９８年には動物の感染症である口蹄疫《こうていえき》についても同様に、濾過器を通しても感染性があることがわかり、これらが「filterable virus」（濾過性病原体）と名づけられました。また、ウイルス学の創始者の一人であるベイエリンクは、「Contagium vivum fluidum」（生命を持つ感染性のある液体）と名づけています。この濾過性病原体はより小さな細菌の仲間であるという説などがありましたが、１９３５年にアメリカのウイルス学者スタンリーが「たばこモザイクウイルス」を結晶化し、電子顕微鏡で観察することに成功しました。これはノーベル賞受賞につながります。

はじめはこの結晶はタンパク質だけでできていると考えられていましたが、遺伝子（遺伝情報）ＲＮＡも含まれていることがわかりました。ただ、この頃はまだ遺伝子がＲＮＡの中にあることがわかっていませんでした。**ウイルスへの理解が進むのと同時にDNAやRNAが遺伝物質であることがわかった**のです。

ちなみに現在の千円札の顔としても有名な野口英世は「黄熱病の原因となる細菌を見つけた」と発表しましたが、これは本当は黄熱ウイルスによって起こる病気であり、発表は間違っていたことがのちにわかりました。当時の顕微鏡では、ウイルスは小さすぎて見えなかったわけです。そのほか、ポリオ、狂犬病の病原体も見つけたと主張しましたが、これらもウイルス性疾患でありすべて間違いでした。野口英世は日本を代表する偉人だと思われていますが、実はヘビ毒とオロヤ熱の研究成果など一部を除いて、ほとんどの研究が稚拙な方法と結果がもとで否定されており、研究者としての成果は大きくはないのです。

このように、ときには間違った結論に至りながらも、数々の研究者たちの探究により、ウイルスは発見され、少しずつその働きも理解されていったのです。

感染症はいつから流行し始めたんですか？

ウイルスや細菌による感染症と人類の関係は深く、**天然痘は紀元前数千年にはすでに流行していた**と考えられています。

紀元前3000年頃の古代エジプト王朝の壁画に、爪先立ちで杖をつく王子の姿が描かれています。これはポリオウイルスによって発症するポリオという病気の症状だと考えられます。日本でも、宇都宮にある大谷寺《おおやじ》洞窟からポリオに感染していたと考えられる幼児の人骨が見つかっています。

人類史においては多くの感染症の流行があり、多くの人が亡くなってきました。先に述べたように原因となる病原体が発見されて理解されていくまでは、どのように対策するべきかもわかっていないまま、手探りで対策がとられてきたのです。そのなかでも実際に有効であったものとしては隔離や公衆衛生対策などがありますが、病原体に対する直接的な対策はかなり最近になってから開発されてきたものなのですね。

過去の感染症の流行としては、天然痘、ペスト、コレラ、インフルエンザなどが特に突出して大きな流行となっています。それらのうち天然痘だけはワクチンと積極的な隔離などによって1980年に人類の手によって根絶されました。感染症対策は、公衆衛生・衛生状態の改善や栄養状態の改善などとともに、予防薬であるワクチンの普及、抗生剤・抗菌薬・抗真菌薬などの開発と普及によって劇的に進んできました。その結果、人類の寿命にも大きな影響を与えたと考えられています。

このように感染症に対してはさまざまな理解がされ、対策も進んできていますが、**近年でも新たな感染症が見つかったり、昔問題になっていた感染症が再び流行ったりすることがあります**。これらを新興・再興感染症と呼びます。新たな病原体の発見は毎年のようにありますし、COVID－19のように世界的な流行になる感染症が新たに起こっています。

結論 **人類は紀元前数千年前から「感染症」と付き合ってきた**

私たちの体を守る「免疫の仕組み」

細菌やウイルスといった病原体に対して、私たちの体には防御するための仕組みが備わっています。これを「免疫（系）」と言います。ここで体の免疫の仕組みをごく簡単に見てみたいと思います。

麻疹は主に子どもがかかりやすい感染症として有名ですね。そして、一度かかると二度目にかかることはないことも聞いたことがあるのではないでしょうか。こういった現象を「二度なし現象」と呼んだりもします。これは体に「免疫」という仕組みがあるからできるのです。免疫は英語で「immunity」といいますが、これは「罪などから解放された」という意味のラテン語の「immunis」から来ています。「（二度目の）感染からはもうまぬかれる」ということです。

現在知られている**免疫システムを大雑把に分けると、自然免疫（innate immunity）と獲得免疫（adaptive immunity）に分かれます。**

獲得免疫とは、一度かかった感染症には2回目はかからないようにするというような仕組みを持つ免疫です。かかった感染症の病原体を「認識」して、「記憶」し、「2回目はすぐに対応」という、少なくとも3つのステップの機能を含んでいます。

獲得免疫のプロセスを詳しく見ていきます。血液の細胞の中には、免疫を司る細胞がいて、白血球と呼ばれています。白血球にはいくつかの種類があり、特に獲得免疫に関係しているのが「リンパ球」です。

リンパ球には主に「B細胞」と「T細胞」という2種類の細胞があり、この2つが獲得免疫の主役になってきます。

B細胞の機能はウイルスを攻撃する「抗体（antibody）」を作る役目を担っています。たとえるなら「ウイルスをやっつけるミサイル」のようなものを製造する細胞です。

話を簡単にするためにここからは病原体を「ウイルス」に絞って考えていきたいと思います。ウイルスは自分では増えられないので、細胞に入って、そのなかで増えたい。そして、増えたら今度は細胞から子孫のウイルスをばらまきたいわけです。抗体はそれを防ぐために病原体に直接くっついて印をつけたり、細胞に出入りする邪魔をしたりします。

しかし、B細胞につくられた抗体は、血液内でぷかぷかと浮かんでいるウイルスにくっつくことはできますが、ウイルスが一度細胞の内側に入ってしまうと、追っかけていくことができず、太刀打ちできなくなってしまいます。ウイルスにとっては、細胞に入ると逃げ切れているわけです。

そこで、ウイルスに乗っ取られてしまった細胞を、細胞ごと壊してしまうシステムも備わっているのです。このシステムを主に担うのがもう一つのリンパ球であるT細胞の一部なのです。T細胞の一部は、細胞がウイルスに感染していることを認識し、細胞ごと殺してウイルスが増えるのを防いでいます。

このように、**獲得免疫は「血液中のウイルスをダイレクトに攻撃する」「細胞ごとウイルスを殺す」というような2つの仕組み**を持っています。

自然免疫とはどういうものでしょうか？

自然免疫は獲得免疫より「ラフ」に病原体を認識しすばやく攻撃するシステムです。主に、白血球や樹状細胞、NK細胞、補体などによって担われています。獲得免疫のシステムは、病原体を非常に細かく判別することができます。たとえば、ヘルペスウイルスの4型の、さらにそのウイルスの表面に出ているタンパク質の、さらにその一部というところまで認識して攻撃します。

一方、自然免疫は人体には存在しないRNAのパターンだとか、細菌の膜にだけ存在する成分の仲間だ、とかいうふうに、パターンを認識することが得意なのです。**ざっくりと認識した相手に対して、すばやく反応を起こし、食べてしまうことなどで病限体を抑え込**

もうとするのです。この反応は極めてすばやく起こり、獲得免疫が活動する前に行われます。さらに、獲得免疫にも情報を伝えて連携していることが知られています。自然免疫を担う樹状細胞などは、抗原提示といって、食べて消化した病原体の一部を、獲得免疫に「見せる」ことによって、反応を促すことが知られています。

このように非常にすばやく働く自然免疫ですが、獲得免疫に比べると特異性に欠けることと、効果の強さで及ばないことから、自然免疫だけで病原体を抑え込むことはなかなか困難です。さらに、獲得免疫のように病原体を記憶したり、細かく認識したりすることは原則的にはできないと考えられています。

このように、**免疫システムはすばやく動くけれどやや弱い面のある自然免疫と、ちょっと動きは遅いけれど特異的で強力、さらに免疫記憶を担うことのできる獲得免疫が協力・連携しながら働いている**のです。

感染症の予防として世界的に使われているのがワクチンです。ここからはワクチンの仕組みを簡単に説明したいと思います。

ワクチンは、主に獲得免疫に働きかけることで感染症に備える医薬品です。簡単に言ってしまうと、感染症に対する「抗体」をあらかじめ体につくらせるなどして、獲得免疫を備えさせることで感染症に対応させる。それがワクチンの考え方です。

ワクチンの成分は、ある病原体やその病原体の一部、病原体の成分によく似たものなどからなります。これらを体に投与すると、先に説明した獲得免疫系が働き、体に「異物」が入ったものとして対処を始めます。樹状細胞などがこれらを取り込んでT細胞やB細胞に連絡するのです。すると、T細胞の指令・調整のもとで、この異物にくっつくことのできる抗体をつくるB細胞が活性化し、また、T細胞の一部は感染した細胞を攻撃するようになります。ある病原体にくっつくことのできる抗体をつくるようになったB細胞は、その後も体の中に残り、抗体を作り続けます。これがワクチンの仕組みです。

そして実際にこの病原体が体に侵入しようとした際には、準備された抗体を使ってブロックするほか、体に入ってくればB細胞が刺激されて一気に増え、早期にこれらの病原体を排除する抗体の量産を始めることができるわけです。

ワクチンはどうやって見つかったんですか？

ワクチンの歴史についてはいろいろ本や情報があるので、ここでは簡単にまとめます。人類最初のワクチンは天然痘（痘瘡）というウイルス性疾患に対する予防として考え出されたものです。この病気は天然痘ウイルスによって起こる疾患で、全身に発赤や皮疹、特徴的な膿疱《のうしん》（ポックともいうイボのようなもの）が出ながら発熱し、死亡率も高いものでした。かなり古くから恐れられていた病気でしたが、皮膚にできた膿疱のかさぶたや膿《うみ》をわざと接種すると軽くこの病気にかかり、流行時に死ににくくなることが知られていました（人痘法）。そんななか、イギリスのエドワード・ジェンナーという医師があることを発見しました。牛の乳搾りをしている女性たちが、天然痘に似た牛痘という牛の病気に感染することがあるのですが、牛痘にかかった人は天然痘にかかりにくくなる、なったとしても重症化せず死ににくくなることを見出したのです。そこで、牛痘にかかった牛の膿を子どもに投与してみたところ、実際に天然痘にかかりにくくなることがわかり、これがワクチンのはじまりとなりました。**雌牛《めうし》のことを「vacca」と言い、ここから「vaccine（ワクチン）」の名前が来ています**。

その後、免疫学や感染症学の進展にともない、先に説明したように成分を体に覚えさせることで感染症を防いでいることがわかってきたわけです。

今ではワクチンはさまざまな方法でつくられています。病原体の病毒性を弱めて直接接種する「生ワクチン」、病原体を処理して「殺した」ものを投与する「不活化ワクチン」、病原体の一部（タンパク質など）や毒素の一部だけを投与する「成分ワクチン」、病原体の設計図である遺伝情報を書き込んだＲＮＡや情報を持つベクターを用いたワクチンなどです。特にメッセンジャーＲＮＡ（ｍＲＮＡ）を用いたｍＲＮＡワクチンは、新型コロナウイルスワクチンとして感染症予防目的では世界で初めて承認されましたが、その効果は覿面《てきめん》でした。

ワクチンで防げる代表的な病気や病原体

新型コロナ	肺炎球菌	日本脳炎
B型肝炎	結核（BCG）	インフルエンザ
ロタウイルス	みずぼうそう	HPV（子宮頸癌など）
ヒブ（Hib）	おたふくかぜ	髄膜炎菌

このmRNAワクチンの開発で、2023年にはカタリン・カリコ氏たちがノーベル生理学・医学賞を受賞しています。

ワクチンで防げる病気を「VPD（Vaccine Preventable Diseases）」と呼びます。上のリストを見てください。

定期接種のワクチンをみんながすべて接種済みとは限りません。日本で生まれ育った人だと、流行性耳下腺炎（おたふくかぜ）、HPV、髄膜炎菌、インフルエンザ、B型肝炎（10年ほど前に定期接種になりました）に対するワクチンは打っていない場合もあるかもしれませんね。定期接種は行政からお知らせが届いて接種を促されますが、任意接種は、自分で調べるところから行動を起こさなくてはスルーしてしまうこともありえます。ワクチンは安全かつ有効な一次予防の手段ですから、防げるものは防ぐに越したことはありません。

子どもの頃に打つことになっているワクチンも、たいていは大人になってからでも接種できます。

行政からお知らせはあっても強制力はないですし、乳児だった頃にうっかり忘れられて未接種ということもあります。B型肝炎のように、近年になって定期接種となったワクチンもあります。

ぜひこの機会に自分の打ったワクチンを調べ、まだ接種していないものがあったら、内科などで相談してみてください。母子手帳に記録が残っていることが多いと思いますし、かかりつけの医療機関があるならば接種記録を調べてもらうこともできるかもしれません。

　赤ちゃんが生まれたばかりの人は、ワクチンの一覧などを見ていると、数が多くて大変だと思われるかもしれません。

　以前はすべて一定間隔を開けて順次接種していましたが、今では同時接種といって、同じ日に複数のワクチンを打てる場合が多いですね。一度に何度も注射を刺されて、赤ちゃんがかわいそうだと思うかもしれません。しかし安心してください。小児科学会は、その点もしっかり研究したうえで同時の接種を推奨しています。一定間隔を開けていると接種忘れが生じる危険がある、記憶が残らない赤ちゃんのうちに一度で済ませてしまったほうが精神的ダメージも受けにくいなど、一括接種のほうがメリットは大きいとされています。最近はアプリなどもあるので有効活用して忘れずに接種してあげましょう。

「ワクチンは危ない」と言う人もいますよね……

　2020年9月に発表されたある論文では「ワクチンは有効」「ワクチンは重要」「ワクチンは安全」と考えている人の割合を国際比較したデータが掲載されています。[3] そのデータによると、すべてにおいて日本では強く同意した割合が最低でした。しかしその割に「子どもに接種させている割合」がさほど低くないのは、なんとなく不安は覚えながらも「右にならえ」の精神の表れなのかもしれませんし、ワクチンの重要性自体はしっかりと認識している人が多いことを表しているのかもしれません。

いずれにせよ、ワクチンに対する根拠のないネガティブな印象は払拭され、これほど非常に安全で有効性の高い一次予防法を用いる人が増えることを、切に願うばかりです。

結論 ワクチンは「免疫機能」を利用している予防薬である

3 https://www.thelancet.com/journals/lancet/article/PIIS0140-6736(20)31558-0/fulltext

「免疫を上げよう！」の落とし穴

体を健康に保つ役割を担っている免疫機能。その重要性はなんとなく広く知られているようで、「『免疫力』を上げる方法」といった文言をかなりメディアで見かけます。私はウイルスに対する免疫を研究していますが、その立場から言わせてもらいますと、「免疫力」という言葉が適切ではないと思いますし、そもそも意味がわかりません。**「免疫力」といっている本や宣伝、記事を見たら、その時点でもうそれは信頼できない**と思っていいでしょう。

たしかに免疫機能が「乱れる」「抑制される」ことはあります。106ページで説明した「エイズ」のように、免疫機能がうまく働かなくなる病気もありますし、ステロイド治療や免疫抑制療法などで免疫機能が低下することはあります。

また、激しい運動や寝不足など肉体的なストレスを受けた直後、あるいは精神的なストレスが続いているときなどは、免疫機能が乱れて病原菌やウイルスに感染しやすくなります。フルマラソンを走り切った後に風邪を引いてしまった、人間関係に悩んでいたら帯状疱疹になってしまった……。いずれも免疫機能が乱れている典型例でしょう。

「免疫機能」を上げることはできないんですか？

残念ながらできません。免疫機能は、そもそも上げたり下げたりするものでも、筋力のように鍛えてどんどん「強く」できるようなものではありません。何かをすることで免疫機能が著しく高くなるということはないのです。

「免疫力」を上げる習慣？　「免疫力」を上げる食べもの？　はたまた「免疫力」を上げるために体温を上げる？　どれをとっても、ほぼなんの根拠もありません。イメージ先行のいい加減な言説といえるでしょう。食生活の改善ということで、野菜なども含め食事をバランスよく食べることには、健康維持、免疫機能の維持などに大いに意味があるとは思いますが、特定の食品をせっせととることでいきなり免疫機能がパワーアップするというのは妄想の域を出ないのです。

ただ、何もできることはないかというと、それもまた違います。免疫機能は複雑なシステムではありますが、ある程度整えておくことはできます。意図的に一部の機能を上げることは実質できないけれど、機能が下がったり乱れたりしないように気をつけることはできるわけです。**免疫機能は「力」という言葉で表せるものではないので「上げるもの」で**

はなく、「整えて保つもの」と考えてください。

できることはやはりシンプルです。

栄養バランスのいい食事をしっかりとり、ちゃんと眠る。規則正しい生活をする。運動習慣を持つ。喫煙や飲酒など、体に「ダメージ」を与えるようなことはできるだけしない。ストレス解消できるように工夫をする。感染症を防ぐ。そうやって、免疫機能がかき乱されないような習慣を取り入れることは大切です。

「アレルギー」も免疫が関係しているんですよね？

そうですね。アレルギーは特定の物質に対して体が不適切に過剰反応してしまうという病気です。異物に対して過剰な免疫の反応が起こることなどが原因で起こります。免疫の部分で説明したように、体は「異物」を排除する仕組みを持っていますが、アレルギーとはその反応が不適切に激しく起こってしまうことでさまざまな症状が出ている状態と考えてください。

アレルゲン（アレルギーを引き起こす原因となるもの）に対して反応するようになることを感作《かんさ》と言います。通常、口腔・消化管から入ったものには免疫寛容といって感作が起こりにくいようになっているので、食べもののアレルギーは起こりにくい仕組みになっています。しかし、皮膚経由の場合には話が異なり、皮膚が傷ついて異物が入ると、アレルゲンとして認識され、感作されやすくなります。手に傷をつけながら甲殻類を食べていたらそのうちカニアレルギーになることなどがあります。アレルギーは複雑な仕組みで起こっていますが、だんだんいろいろなことがわかってきているのですね。

日本人の4～5割が罹患しているといわれている「スギ花粉症」もアレルギーの代表例です。メカニズムは「IgE」という種類の抗体がスギの花粉にくっつき、炎症を起こす細胞がそれに反応してさまざまな物質を出した結果、鼻水がたくさん出たり粘膜が腫れたりといった症状が出るというものです。

その他、アレルギー疾患は多岐にわたり、食物アレルギー、喘息の一部、さまざまな過敏症などが挙げられます。

「アレルギーかな？」と思ったら、何をすればいい？

まず、自己診断はしないでください。**症状があれば医療機関を受診し、できればアレルギー専門医に診てもらって、アレルギーの検査をしてもらうこと。**そこで特定の物質に対するアレルギーを起こしていることがわかったら、そのもとであるアレルゲンを避けて暮らすようにすることなどが原則になりますね。逆に症状がないのにアレルギー検査を受ける必要はまったくありません。

花粉症など、アレルゲンを避けることが難しい場合は、投薬を検討します。花粉は基本的には季節的なものですから、たとえばスギ花粉が飛び始める春頃に先駆けて受診し、ステロイド点鼻薬や目薬、抗アレルギー薬を処方してもらうとよいでしょう。過去に花粉症だと診断されていて症状が明確であるならば、医師の処方がなくても買える市販薬で対処するという方法も大いにありです。

基本的な薬だけで症状が軽減されなければ「舌下免疫療法」などの選択肢もあります。舌の下に花粉などアレルゲンを含む治療薬を投与し、徐々にアレルギーを根治していくという治療法です。舌下免疫療法はスギ花粉症とダニアレルギー性鼻炎に用いられています。いずれの場合も保険診療で受けることができます。

また、アレルギーの中では、アトピー性皮膚炎がよく議論の的になりますね。標準治療では、皮膚の炎症を抑えるステロイド剤などを使うことになっているのですが、これを拒否する「脱ステロイド」などの言説が根強く残っています。トンデモ医学に侵されやすい疾患の一つといっていいでしょう。しかし、やはり標準治療がベストなのです。**きちんと受診して、医師とコミュニケーションをとり、状態を見ながら、ステロイドなどを基本とした治療を受けていく以上に真に有効な道はありません。**

私はアレルギー体質かな？ と思うときがあります

うーん、それはどうでしょうか。よく、いわゆる「健康本」や週刊誌の記事などで、「アレルギー体質」という言葉を目にしますが、この言葉は厳密には医学的な概念ではありません。

まともなアレルギー専門医であれば「あなたはアレルギー体質です」という診断を下すことはまずありません。本当にアレルギーがあるかどうかは、アレルギー検査を受けなくてはわかりませんし、いくつものアレルギーを持っているから「アレルギー体質」かというと、ちょっと違います。つまり、花粉症（花粉アレルギー）、そばアレルギー、卵アレルギー、ナッツアレルギー、甲殻類アレルギー……というように、過剰反応してしまう物質（アレルゲン）が時に複数あるだけで、「一般的なアレルギー体質」と診断されることはほぼないということです。

結論
「『免疫力』を上げる」「アレルギー体質」は医学的には見ると怪しい

3

時間目

ちょっとした不調、そして慢性の病気とどう付き合う？

「健康」でいるための三つの柱

ここからは、ちょっとした不調と、いわゆる「生活習慣病」[1]や「認知症」などの慢性的な病気について紹介しつつ、「健康」でいるためにどうすればいいかを考えます。

なるべく病気とは無縁のまま「健康」でいたい。誰もがそう願っていることでしょう。しかし、ここであらためて問いたいのは、そもそも「健康」とは何か、どういう状態を健康と呼ぶのか、ということです。みなさんはじっくり考えたことがありますか？

ここでＷＨＯ（世界保健機関）の憲章[2]で定められている「健康」の定義を挙げておきましょう。次のようなものです。

「健康とは、肉体的、精神的および社会的に完全に良好な状態であり、単に疾病または病弱の存在しないことではない」

医学部などでは、たいていは疫学・公衆衛生学などの講義の最初にこのＷＨＯの健康の定義を学生に教えます。異論を唱える人も、変更を加えたほうがいいと主張する人もたしかにいるのですが、「健康」の一般的な定義としては、非常に的を射たものなのだろうと私は思っています。ここからはこの定義を前提として、話を進めていきましょう。

「体の健康」だけが「健康」じゃないんですね

そうですね。ＷＨＯの「健康」の定義には、３つの「良好である状態」が挙げられています。まず肉体的に良好であること。これは病気や不調を抱えておらず、病弱でもないということですから、比較的イメージしやすいでしょう。しかし、単に何の病気も不調も抱えておらず、病弱でもないという状態が「健康」かというと、そうではない。**肉体的に良好であることに加えて、精神的、社会的にも良好でないと「健康」とはいえないというわけ**です。

それでは精神的、社会的に良好な状態とは、いったいどんな状態でしょうか。

たとえば仕事はしているけれど職場でストレスを感じている人と、無職だけど楽観的に生きている人とでは、はたしてどちらのほうがより健康なのか、あるいはより不健康なの

1 ちなみに、「生活習慣病」は日本でだけ使われている言葉で、「生活習慣」だけで起こる病気ではないことに注意が必要です。
2 https://www.who.int/about/governance/constitution

か、一概には言えないのではないでしょうか。

社会的に成功してお金がたくさんあっても、孤独感に苛まれているなど精神的に充足していなければ、健康の定義からは外れてしまいます。実際、そういう人はたくさんいるでしょう。

反対に、地位や名誉、お金などにまったく縁がなくても、大好きな人たちに囲まれ、好きなことをして幸せに暮らしている人もいます。この人が肉体的にも良好であったなら、社会的に成功してお金はたくさんあるのに精神的に満ち足りていない人よりも、ＷＨＯの定義的には「健康」ということになるのかもしれません。

とりあえず極端で単純な対比をしてみましたが、精神的、社会的に良好な状態というのは、ちょっと解釈が難しいですね。

そもそも医療が担えるのは肉体的な部分と、精神的な部分のほんの一部だけです。だから、医療だけでは健康を達成できないのではないか、という根源的な点も問わざるをえません。

健康の定義に「社会的」という要素を含めるのなら、健康とは医療のみならず、社会システム全体で叶えていくものなのでしょう。

じゃあ、どうやって「健康」をつくればいいんですか？

それは究極的には医師など他者が決めることではなくて、一人ひとりが決めることだと言えると思います。そこで、ぜひ考えてみていただきたいことがあります。

みなさんにとって、「肉体的、精神的および社会的に完全に良好な状態」とはどういうものでしょうか？

そのうえでみなさんが、肉体的、精神的に良好な状態となるために、医療に求めるものは何ですか？

基本的に、健康の一般的な定義はＷＨＯ憲章のものを土台としつつも、その解釈は人それぞれ、多種多様であっていいのではないかと思うのです。人生観も幸福感も死生観も、個々人によって違いますよね。それと同じく、各々の「健康観」があってしかるべきです。

各々の健康観に従って医療と関わり、健康をつくっていくことが大切だと思うのです。ただし、大外れしている健康観や、間違った考え方はよくないでしょう。特に、世の中は嘘に溢れていて自分たちだけが正しい方法を知っている、とか、本当のことは隠されている、などの間違った信念や認知を持ってしまいがちな人は、しっかり正しい認知の仕方や考え方を学ぶ必要があります。健康について考えるときには予防や考え方、情報の取り方や解釈の仕方は非常に重要と言えるでしょう。

具体的に私たちにできることはなんでしょうか？

病気の予防という観点だと「健康診断」があります。

22ページで予防には3種類あると述べました。「病気にかからないようにする一次予防」「早期発見、早期治療の二次予防」「社会復帰や再発防止の三次予防」の3つです。健康診断は二次予防に当たりますが、一次予防につながる効果も期待できます。

まず、健康診断は「適宜受けること」が大切です。会社員であれば年に一度は、職場の定期健診があると思います。自営業の人も、行政から年1回、検診のお知らせがあるはずですから、これは必ず受けるようにしてください。

この定期健診で身長、体重、血液検査、X線検査、メタボ健診[3]など基本的な検査と、場合によっては医師の診断を受ける。多くの病気を確実に見つけられるわけではないのですが、健康意識を上げ、健康状態を維持するという意味合いでも、一定の意味があるといえます。

健康診断などが万能というわけではない……？

「一定の意味がある」という、あえて少しまどろっこしい言い方をしました。「健康診断や人間ドック、超・おすすめ！」というテンションではありません。

これには理由があります。一つには、健診を受けることで病気を防ぐ、病気による変化を改善するというエビデンスがほとんどないということがあります。もう1つには、健康診断は万能ではないということがあります。当然ですが、すべての病気を発見できるわけではなく、見つけやすくインパクトの大きな病気だけしか見つけることができません。

そして、もう一つ、健康診断や検診、民間の検査、人間ドックは受けようによって、むしろ弊害となる場合もあるからです。たとえば「過剰診断」の弊害です。**あまりにも検査を重視すると、本当は気にしなくてもいいことまで「病気」にカウントされ、不要な治療を招く場合がある**のです。

極端なケースを挙げると、福島第一原発事故後の甲状腺がん診断は過剰診断の可能性があります。原子力発電所から漏れた放射性物質は発がん性物質であるため、事故後、県内

3　メタボ検診は、国際的には評価されていません。

の小学生を対象に甲状腺検査が繰り返し行われました。すると、甲状腺癌が見つかる子どもが出てきました。「これは大変だ。政府はただちに人体に影響はないと繰り返し言っていたが、すでに影響が出ているじゃないか」と騒ぎになりましたが、実はそういうことではなかったのです。

甲状腺検査はもともと健康診断の基本項目ではありません。なぜかというと、甲状腺癌は進行が非常に遅い場合もあり、自覚症状が出てから治療に入っても治る可能性が高いこともあるからで、検診をしたからといって全体の死亡率が下がるという証拠は現状ありません。おそらく世の中には、検査していないために見つかっていない甲状腺癌が、たくさんあるはずです。ところが、原発事故が起こったために、福島県限定で大規模な甲状腺検査を行うことになりました。そこで多くの甲状腺癌が見つかったのは、今まで検査していなかったものが福島県だけで見つかっただけ、そういうふうに見ることもできるのです。

先ほどもいったように、甲状腺癌の一部は自覚症状が出始めてから治療に入っても治療可能な場合が結構多いのです。にもかかわらず、あえて検査し過剰に早く発見してしまったことで、福島県の多くのお子さんが「甲状腺癌患者」になってしまった。おそらくは過剰診断が起こってしまったわけです。

このように、まだ見つけなくてもよかったかもしれない病気が見つかってしまう場合があるというのは、いわば「二次予防のやりすぎ」とも考えられるわけです。そういったことからも、必ずしも「健康診断・検診・人間ドック……なんでもかんでも超・おすすめ！」とは言えないのですね。

また、偽陰性の問題もあります。これは、本当は病気があるのに検査で発見できない場合があるというものです。たとえば、40歳未満の人には乳癌を見つけるためのマンモグラフィ検査は推奨されていません。これは、40歳未満だと診断精度が低く、乳癌があるのに発見できないが起きてしまう可能性が高いためです。このように、**偽陰性が生じる可能性が高い検査は行う必要がない場合もあります**。

人間ドックの「オプション」はどうですか？

人間ドックの「オプション」については、はっきり言って、いらないことが多いと思っています。そもそも知る必要がない項目のオプションであったり、まだ知らなくていいことを知っても仕方なかったりしますし、何かしらの兆候が見られても、今すぐ治療に入らずに経過観察すればいい場合もあります。

たとえば定期健診で高血圧「気味」という結果が出たとします。まず取り組むべきは、塩分を控える、運動して体重を落とすなどの生活習慣上の対策です。それでも改善しなかったら投薬治療に入るという順序です。それが、もし高血圧「気味」と出た段階で「じゃあ、お薬飲みましょう」ということになったらどうでしょう。急に「自分は高血圧持ちなんだ」といった精神的にダメージを受けかねません。そこから過剰に血圧を気にする生活が始まり、必要のない気苦労を強いられたり、必要以上に行動を制限したりと、人生の幸福度が一気に低下する恐れもあります。

二次予防の主眼は早期発見、早期治療ですが、より厳密にいえば、大事なのは「適切な早期発見、早期治療」です。なんでも早期発見すればいいというものではないのですから、

「定期健診の項目だけでは不安、徹底的に検査せねば」とばかりに、毎年のように人間ドックをフルオプションで受けるのはまったくおすすめしません。

自動車の整備だって、毎年オーバーホールはしませんよね。基本は2年に一度の車検だけ受けて、あとは調子が悪くなったら、不具合が出ている部分だけを修理するはずです。健康診断も似たようなものです。適切なタイミングに、適切なだけ適切な検査を受け、あとは調子が悪くなったときに、適切な科を受診するというのが最も賢い方法でしょう。幸い、日本では会社なり市区町村なりの自治体の補助で十分な検診を受けることができます。

基本的に適切な検査というのは「治療につながる異常を発見できる」「死亡率を下げられる」という2つの観点から考える必要があります。そのいずれもしっかり証明されていないような検査は受ける必要はありません。

最近では「線虫でがんを発見する」と謳う「検査」や「重金属汚染を診断する」などの「検査」が宣伝されていますが、いずれも意義や効果などの証明はまったくといっていいほど不完全で内容も保証されていないので、受ける必要はありません。

検査項目に引っかかったものがある！　どうすればいい？

あわてず、騒がず、冷静に対処していきましょう。定期健診で出た数値などに問題があったら、医師の判断に従うことは当然ですが、軽微といわれた場合にはまずは生活習慣を見直して一次予防に取り組みます。検査の「基準値」を外れることがすぐに健康上問題であるとは限りません。基準値というのは「正常値」ではないのです。

症状がない状態でのぞむ定期健診で見えてくるのは主に「生活習慣病」のリスクですから、結局のところ健康的な食生活、運動習慣、十分な睡眠、ストレス軽減、これらが一次予防のゴールドスタンダードなのです。

一次予防をより効果的にするには、かかりつけ医との協力体制をつくっておくことをおすすめします。

定期健診で診てくれる医師とは、年に一度しか会いませんよね。そうなると定期健診であれこれ注意された後、1年間は自分ひとりの判断になるわけです。実はこれが、意外とうまくいかない。健康管理は自己責任ですが、自己判断は禁物です。適宜、専門家の手を借りるということも含めて自己責任なのです。

半年に一度程度、定期健診の結果をもってかかりつけ医師に行くようにすれば、次の健診までの間に経過を見つつ、気になるところは相談しつつ、効果的な一次予防ができるでしょう。

結論

健康診断は「適切なスパン」で受けて、一次予防に活用する

高血圧、高脂血症、糖尿病…… なぜかかったらダメなの？

いわゆる「生活習慣病」はその名のとおり「生活習慣によって起こる（ことがある程度多い）病気」です。国際的にはＮＣＤ（non communicable diseases）などといいます。かつては成人病と言われていました。

裏を返せば、「生活習慣によって予防できる場合もある病気」ということです。生活習慣病として有名なトリオ**「高血圧、脂質異常症（高脂血症など）、糖尿病」も、生活習慣を改善することでかなり予防できるのです**（ただし、遺伝要因による場合もあるので、生活習慣の改善が１００％予防につながるわけではありません）。

生活習慣の改善なんて、なかなかできません……

「生活習慣病」の中には初期の段階では自覚症状が出てこないものもあるので、なかなか危機感が湧かないですよね。

しかし、これらの病気を放置していると、血管が痛んで動脈硬化という状態になり、心筋梗塞や脳梗塞、脳出血、腎臓病など、命に〝直接〟関わる重大な疾病を招きかねません。病理医として病気で亡くなった人を解剖しますが、血管の状態は人によって全然違います。長年高血圧や脂質異常症だった人は血管がぼろぼろで硬く、もろく、ばりばりしています。この状態の血管が破ったり詰まったりして、亡くなってしまうわけです。一方、こういった病気がなく過ごしてきた人だと、90代でも血管がつるつるすべすべで弾力性があって詰まったり破れたりしないだろうなと思うくらいの状態です。

つまり、**「生活習慣病」を予防すれば、命に関わる重大な疾病の多くが予防できる**。しかも、生活習慣の改善による一次予防は、高血圧になってから受診して血圧降下剤といった薬を処方されて飲み続けるよりずっと安上がりでもあります。一次予防の力、コスパは絶大なのです。

高血圧の要因としては遺伝以外に、塩分のとりすぎや運動不足による肥満、喫煙、ストレスなどがあります。脂質異常症・高脂血症の主な要因は食べすぎや運動不足による肥満、飲酒、喫煙、ストレスなど。糖尿病（2型糖尿病）の要因は遺伝以外だと、食べすぎや運動不足による肥満、ストレスなどです。

そして大事なことはいずれも、遺伝的な要因がリスクに関わっているということです。

たとえ**同じ生活習慣であっても、なりやすい体質（遺伝によるもの）の人、なりにくい体**

質の人がいるのです。

生活習慣病は、体質的な部分にプラスして、「悪しき」生活習慣によって引き起こされるとイメージするといいかもしれません。つまり、よくない生活習慣を解消しておくことが、生活習慣病の一次予防になってくるのです。

もちろん原因がわからない場合もあるので、生活習慣さえただせば完全に予防できるというわけではありません。ただ、発症のリスクを抑えることはできます。

実は、現代の「生活習慣病」という言葉が誕生するはるか前、江戸時代に、生活習慣によって健康を維持することを説いた本があります。それが儒学者の貝原益軒《かいばらえきけん》が書いた『養生訓』です。この本には、「生活習慣病」を防ぐために生活習慣や気構えを整えるという考え方が見られます。さまざまな考え方を紹介したあとで、益軒はこう言います。「知って行わざるは、知らざるに同じ」と。知識を得ても実践しなければ知らないのと同じということです。本書の内容も、どうか「知っただけで実践せず」で終わらせないでほしいと思っています。

結論 **「生活習慣病」を予防すれば命に関わる重大な病気をある程度防げる**

血液の「流れ」が滞ると病気になる

今でこそ日本人の死因で最も多いのは「がん」ですが、以前は血管の病気である脳卒中や心筋梗塞が最大の死因だった時期が長く続いていました。

心臓は生命を保つために最も大事な臓器と言えるかもしれません。心臓は血液を送り出し、回収し、くるくると回している大事なポンプの役割を果たしています。

体は血液が循環することで酸素や栄養を全身に巡らせています。血液が流れる血管には、心臓から出ていく動脈と、全身から心臓に戻ってくる静脈があります。実際には動脈と静脈をつなぐ毛細血管などもありますが、大きくは、血管は心臓から出て行くものと返ってくるものに分けられるわけです。

血液を循環させる心臓の働きがわずかな時間でも止まってしまうと、その瞬間から体のいろいろな部分にダメージが出始めてしまいます。

このように、大事な心臓ですが、心臓自身も血液から酸素や栄養を取り込まなくては機能することができません。そこで心臓には自身に血液を行きわたらせるための特別な血管があります。これを冠状動脈（略して冠動脈）と言います。
冠動脈は根元の部分は大動脈という部分から出ています。そして左右の2つに分かれており、左はさらに大きく2つに分かれています。この血管が詰まってしまうと、心臓そのものに血液が十分に行き届かなくなり、心臓がだめになってしまいます。これが心筋梗塞です。

血管はどうして詰まってしまうのですか？

理由はいくつかありますが、代表的なのは、血管の粥状《じゅくじょう》硬化です。

血管の内面は内皮細胞というシート状の細胞で覆われていて、健康な状態ではつるつるとしています。しかし、高脂血症や高血圧、加齢の影響などで、この内側に「アブラ」が溜まったり微小な傷がついたりすると、その部分にマクロファージという、掃除専門の細胞が溜まってきます。この細胞は「アブラ」などを食べてくれるのですが、食べすぎたり長

生命の根幹「心臓」

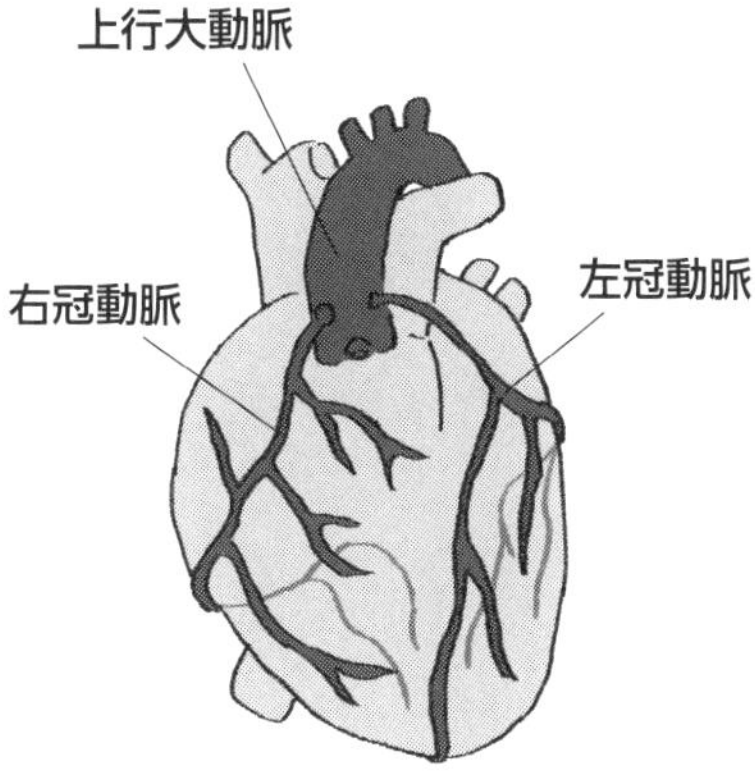

血栓が形成される仕組み

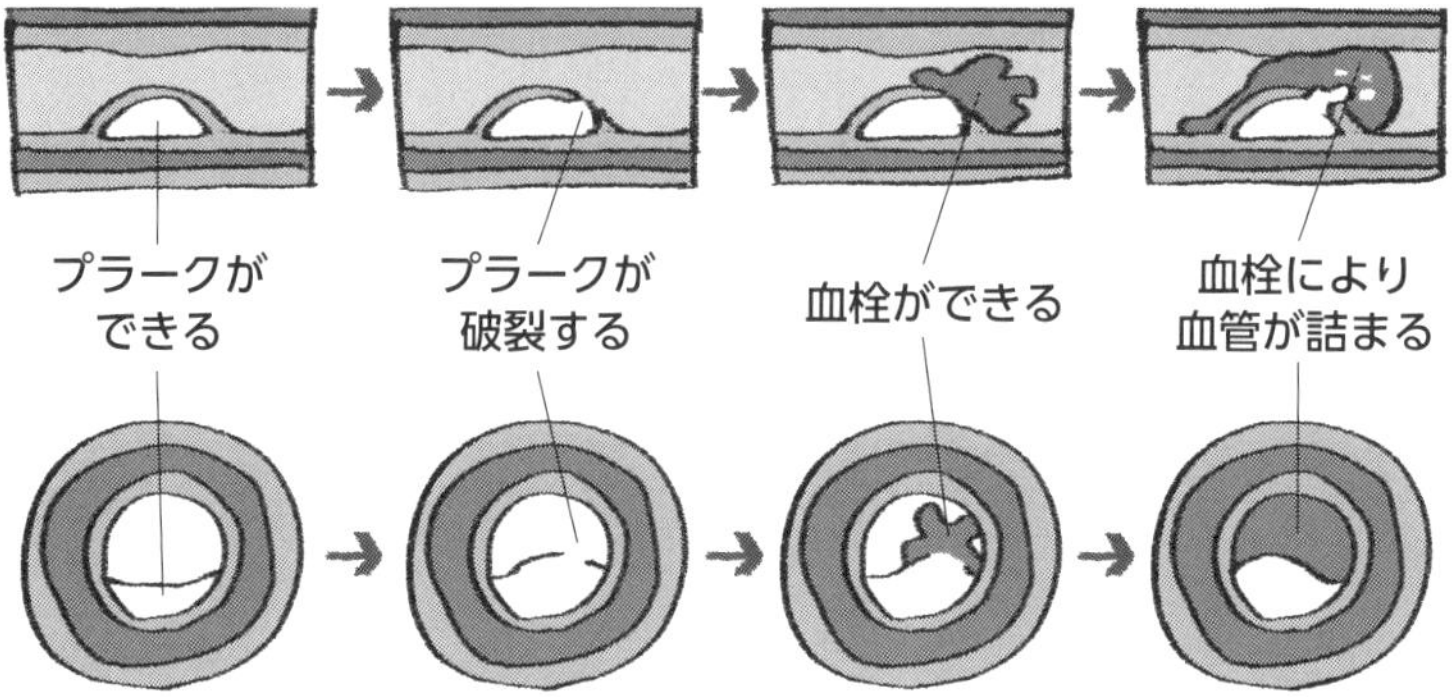

プラークができる
プラークが破裂する
血栓ができる
血栓により血管が詰まる

い時間が経《た》ったりすると死んでしまい、そこに細胞の死骸が残ることになります。マクロファージや脂肪分の溜まった状態を、プラークと呼びます。プラークの一部は脂肪分を含んでおり、おかゆのような柔らかい状態のものなので、これを粥腫《じゅくしゅ》とも呼びます。

　プラークはだんだんと成長して、血管の内側に飛び出すようになってきます。すると、血液の流れが悪くなってきます。このように、血管の弾性が損なわれた状態を、血管の粥状硬化（またはアテローム硬化）と言います。この粥状硬化でできたプラークはときに「不安定」で、なんらかのタイミングで破裂することがあります。すると、破裂してしまった中身が血液に直接さらされることになり、そこに急激に血栓ができます。つまり、プラークで狭くなった部分で血が急激に固まってしまうわけです。すると、血管が詰まってしまい、血液が流れにくくなる、または完全に流れなくなってしまうわけです。

これが冠動脈で起こってしまうと、心臓にダメージが出てしまいます。そして、**ある程度の間、血液が行き届かない状態が続くと、その部分の組織がダメになってしまい、ポンプ機能が奪われたり、不整脈が起こったり、ときに心臓が破けてしまったりする**のですね。

これが心筋梗塞です。

心筋梗塞はスパスムという血管の痙攣《けいれん》のようなものでも起こることもありますが、最も多いのは粥状硬化によるものです。

「脳の血管が詰まる」病気もありますよね？

そうですね。脳の中で血管が破綻して出血してしまう「脳出血」と脳に栄養や酸素を運ぶ血管がどこかで詰まったりする「脳梗塞」があり、それらによる病気を合わせて「脳卒中」と呼びます。**脳は心臓に並んで、生命を維持するために大切な臓器なので、「脳卒中」も命に関わる重篤な病気です**。

脳も、心臓や他の臓器と同様に血管から栄養・酸素などを受け取っています。特に脳はエネルギー消費量の非常に大きな組織です。脳は体重の約2％ほどの重さですが、体の総基礎代謝量の20％を消費していると考えられています。[4] つねに血液が流れていること（それによって酸素と栄養素が常に供給されていること）が重要です。

脳へは頸《くび》（解剖学的にはこう書きます）の中を走る動脈を通して血液が送り込まれており、脳の中でもこれらの血管が複雑に枝分かれしながら走っています。これらの血管が切れる・破けると脳出血が起こり、詰まる・狭くなると脳梗塞が起こってしまうのです。

心筋梗塞は動脈の粥状硬化などが主な原因であると述べました。それでは脳の場合はどうでしょうか。脳梗塞も心筋梗塞と同様に血管に粥状硬化が起こることで詰まってしまうアテローム血栓性梗塞や、さらに細い血管で動脈硬化が起こることで生じるラクナ梗塞といわれるものがあります。

その他には、塞栓性脳梗塞と言われるものもあります。これは、心臓に不整脈があったりすることで心臓の中に血栓ができてしまい、これがなんらかの拍子に飛び出して脳の血管に詰まることによって起こるものです。

一方、脳出血では、大きく脳内で出血する脳内出血と、脳をくるんでいるクモ膜の下で出血が起こるクモ膜下出血に分けられます。

脳内出血の主な原因は粥状硬化などによって脳の中の細い血管がもろくなっていること、くも膜下出血では脳動脈瘤という血管のこぶが破れることです。脳動脈瘤は血管の一部がこぶのように膨らんでいるのですが、これは血管が分岐といって枝分かれする部分にできやすく、遺伝的な影響などが考えられています。これらがあった場合には、予防的にクリッピングといってこの部分をつまんでおくか、なかにコイルなどを詰めて破れることがないようにすることができます。破裂した場合にもこの部分をしっかりとつまみ、出血を止めることができます。

「脳卒中が起こる」とどんな症状が出ますか？

脳は左右に分かれて機能を分担している部分が明確に分かれているのですが、血管が詰まったり破れたりすると、その血管が「支配」、つまり関係している部分の機能が損なわれます。なので、体の左右どちらかに症状が出ることが多いのです。具体的には、どちらかの半身だけに力が入らなくなる、麻痺が出るとか、顔の半分だけ表情がつくれなくなる、しゃべりづらさが出るなどがあります。くも膜下出血の場合には激しい頭痛がともなうことがあります。

ここまで、血液の流れが途絶えることで命に関わる「心筋梗塞」と「脳卒中」を見てきました。心臓と脳だけではなく、どの臓器にとっても血液はとても大切なもので、その流れが途絶えてしまうと大きなダメージを受けてしまいます。

4 Food and Nutrition Board, Institute of Medicine. Dietary reference intakes for energy, carbohydrate, fiber, fat, fatty acids, cholesterol, protein, and amino acids (macronutrients). National Academic Press, Washington D. C., 2005.

血液の流れの大切さを示す一例として、「腎臓病」についても簡単に触れておきたいと思います。

腎臓は、背中側の腰ぐらいの高さにある、左右で対になっている臓器です。１つの大きさは握りこぶしよりちょっと小さいくらいで、重さは１２０グラムほどあります。腎臓の働きは、血液の中にある余分な物質を濾過して、尿の中に排出するフィルターの役割と、血液の電解質などのバランスを保つ役割、血圧の調整などを担っています。

腎臓は血液を濾過するための特別な装置をたくさん持っています。それが糸球体《しきゅうたい》という細い血管の塊です。この糸球体と尿細管という管からなる塊をネフロンと呼びますが、このネフロンは１つの腎臓におよそ１００万個あります。左右２つの腎臓を合わせると約２００万個あります。

糸球体は血管からできているので、糖尿病や高血圧など、血管がダメージを受ける病気になると、腎臓の濾過機能が失われてしまうことがあるのです。そうなると、血液の濾過ができなくなり、命に関わります。そのため、「血液透析」という治療で血液中の余分な水分や老廃物を除去していく必要があります。

血液透析の患者数は日本では35万人あまりで、約４００人に１人に当たります。原因を見ると、糖尿病性腎症が12万人余りで第１位。第２位は慢性糸球体腎炎で全患者数の30％ほどです。

ここまで見てきたように、**私たちの体にある臓器は、血液が常に適切に流れていることがとても大事です。血管が破れたり詰まったりすると、命に関わる大問題になります。**

なので、将来の自分のために血管を健康に保つという意識で「生活習慣病」などを遠ざけたいのです。

「血管を強くする」「血管年齢を若返らせる」のが大事ということですね！

血管の状態を健康に保つのはとても大切ですが、「血管を強くする」「血管年齢を若返らせる」という話になると……ちょっと怪しい雰囲気が漂い始めます。

「血管年齢」というのは、おそらくフニャフニャで弾力性のある新しいホースのような血管が、カチカチのさびた鉛管のようになっていく様子を年齢になぞらえてわかりやすく表現したものでしょう。これは正式な医学用語ではありませんが、一般向けの表現としてはそれほど悪くないとは思います。

しかし、血管年齢を「若返らせる」ことも、血管を「強くする」ことも基本的にはできません。

なぜなら、加齢にともなって脂肪が血管壁に沈着し、血管が硬くなっていくのは避けようのない自然の摂理だからです。そして一方向にしか行かない不可逆的なものなのです。

私たちにできることといえば、なるべく血管壁に脂肪が沈着しないよう、血管を傷つけないよう、高血圧や高脂血症、糖尿病などに気をつけることくらいです。

つまり、**「血管年齢を若返らせる」のではなく「動脈硬化の進行を極力遅らせる」、血管を「強くする」のではなく「なるべく弱らせない」ことが大切**なのです。そのために高脂質な食生活を控える、運動する、禁煙する、睡眠をしっかりとる……できることはこれだけです。健康診断も毎年ちゃんと受けて、生活習慣病予備群になっていないかどうか、定期的なチェックも怠らないようにしましょう。

それでも、高血圧や高脂血症、糖尿病などの生活習慣病になってしまったら、早めに投薬療法を始めることが重要です。間違っても、手足を揉めば血管が若返るだとか、血管年齢が若返る「サプリ」などの怪しい話には騙されないようにしてくださいね。

また、「血液サラサラ」というのも、健康系の雑誌などではおなじみの言葉です。しかし、「血液サラサラ」は、意味が不明です。血液は普段からサラサラと流れていて、必要があるときに固まるという賢い仕組みを持っています。

血液が固まる機能を抑えるのが血液サラサラということであれば、それは「抗凝固《こうぎょうこ》」と医学ではいいます。そういう意味で血液を「サラサラ」にする必要があるのは、心臓に人工弁を入れている人や、血栓症、狭心症の人、心筋梗塞が起こったことのある人など、血栓ができやすい人や血栓ができたら命に関わる人だけです。それ以外の人は、特に血液の固まりやすさを心配する必要はありません。

「血液サラサラ」の対比としてよく使われる「血液ドロドロ」という言葉は、血中の脂肪分が多いさま、つまり高脂血症を想起させますが、正確に何を指しているのかはわかりません。でも**「高脂血症＝血液ドロドロ」ならば単なるイメージの話**です。実際には、血液はちゃんとサラサラと流れているのです。

高脂血症の人に必要なのはむしろ、なるべく動脈硬化を抑えることです。ドロドロとかサラサラとかいう「血液の成分」ではなく、血液が流れている「血管」の問題なのです。高脂血症になると血管壁に脂がこびりつき、それが酸化することによって血管の内皮が傷つきます。すると、マクロファージという物質がやってきて、酸化した脂を取り込んで死にます。この「脂を取り込んだマクロファージの死骸」は、最初はベチャベチャの物質なのですが、しだいにカチカチに硬くなって血管壁にプラークと呼ばれるこぶをつくります。これが、高脂血症から起こる動脈硬化です。

そして脂質異常症（高脂血症）になっているかどうかは、健康診断の血液検査でだいたいわかります。特に指摘されなければ気にしなくていいし、高脂血症気味なら食事や運動など生活習慣の見直し、治療が必要なレベルなら投薬治療に入るだけです。

したがって、どこをどうとっても**「高脂血症の人は、血液の血中の脂肪分が高くてドロドロになっているから、血液をサラサラにしなくてはいけない」というロジックは成り立**

たないのです。再度言いますが、血栓ができやすくて病気になっている人などは、抗凝固療法が必要です。

あえて「血液をサラサラにしよう」と推奨するからには「血液がドロドロになっている人が多い」という前提条件があるということでしょう。もし本当にそうなら、みんな、とっくに血栓で血管が詰まって命が脅かされているはずです。しかし、今こうして平穏無事に暮らしているということが、血液はサラサラと流れているという証しなのです。

もしかすると、すでにサラサラの血液を、さらにサラサラにしよう！　という話なのでしょうか。だとしたら、なんだか危険な感じもしますね。血液には一定の粘度がなくてはいけませんし、血が固まる機能が損なわれれば出血した際に血が止まらなくなってしまいます。出血が止まらなくなるのも大変です。たとえばそれが脳の中で起こったらどうなるでしょう。致命的ですよね。

抗凝固療法は医師でも慎重に行うのです。要は「血液サラサラ」信仰はナンセンスであるということなのです。

玉ネギ、青魚……一生懸命たくさん食べなくてもいいの？

「血液をサラサラにする食品」として、玉ネギや青魚が紹介されていることもありますね。

玉ネギについては科学的根拠が強くあるわけではありませんが、青魚などに含まれるＤＨＡやＥＰＡなどのある種の脂にはたしかに血液凝固を起こりづらくする作用があります。

でも、もうわかりますよね。**特に「血液をサラサラ」にする投薬治療が必要とされない人なら、「適量を楽しんで食べる」以上に、食事で健康をなんとかしようとやっきになる理由はまったくありません。**酒は百薬の長、という特に根拠のない有名な商売文句があるように、血液サラサラも、売らんかな、儲けんかなからくる言葉であると思ってしまってよいでしょう。

結論

「血管を強くする」「血液サラサラ」を目指さなくていい

薬は「効果」と「副作用」を天秤にかける

一時的に服用するのならともかく、長きにわたって薬を飲み続けるとなると不安を覚える人も多いようです。たしかに薬は、ある意味「毒」でもあると言えることもあります。体に「作用」するわけですから、いい効果が出れば「薬効」、悪い効果が出れば毒であり「副作用」になります。都合よく「いい作用」しか出ない物質というのはありません。なので**「副作用無し！」と謳うサプリや治療は、たいてい「効果無し！」と同じ意味**[5]です。

そうは言っても「副作用」は心配だし気になります……

もちろん、そういう気持ちは理解できます。ただ、薬は近代医学までに続く人間の叡智《えいち》の結晶でもあります。漠然とした不安により投薬治療を忌避するのは、せっかくの症状軽減や病気治癒のチャンスを、棒に振るも同然です。

たしかに「薬害」といわれる薬による大きな被害が広がった事件は何度もありました。

薬害という言葉自体には明確な定義はありませんが、十分な副作用の検討がなされていなかったり、毒性の高いものや病原体が薬に混じっていたり、飲み合わせが悪かったり、品質の悪い薬がつくられていたりしたことはあります。それは今でも起こりえます。しかし、過去の反省を活かし、規制や検査、検討の仕方はとても改善されているのも事実です。

　投薬治療に対する忌避感の一因は薬の副作用ですよね。たしかに副作用が起こることはありますが、たいていは1つの疾患や症状に対して複数選べる薬があります。**ある薬を試して副作用が出てしまったのなら、別の薬を試してみればいい**と考えるのが、まずは妥当でしょう。薬の危険性を過度に気にしている人もいるのかもしれませんが、大事なのは、リスクとベネフィットのバランスです。何のために薬を用いて、何が得られるのか、リスクはどうであるか、それを知ったうえでバランスを考えることが重要です。

　薬には副作用の可能性がある以上、ゼロリスクとはいえません。しかし、世の中にゼロリスクのものなんてあるでしょうか？　車に乗れば交通事故のリスクがあります。外を出歩けば交通事故に遭うリスクがあるかもしれませんし、家に籠《こ》もっていても地震で家が潰れるリスクもあるでしょう。リスクは無視していることも多いですし、得られるメリット・ベネフィットをつい無視してしまうこともあるものなのです。こういった考え方をも

5 「サプリ」などは安全性の根拠も不十分なことが多いです。

う少し掘り下げたい人は「プロスペクト理論」などを学んでみるといいかもしれません。
薬について言えば、リスクはある程度までは開発段階で検討されていること、さらに薬によって得られるベネフィットを考えれば、薬をむやみやたらに怖がる必要はないと思えるはずです。

薬の危険性を喧伝《けんでん》する「喧伝本」「忌避本」などは鵜呑《うの》みにしてはいけません。バランスを欠いた一方的な非難や文句、難癖が詰め込んであるものがほとんどだからです。薬についてよく知りたいなら、医師や薬剤師と話すか、ガイドラインなどの医学のしっかりした資料で学びましょう。

たとえば、**高血圧、脂質異常症（高脂血症）、糖尿病などに関しては、必要な場合には投薬療法が現時点での一般的で最良な治療法といえます**。それぞれの治療ガイドラインでもそのように記されているので、一度読んでみてください。漠然とした不安感が解消されるはずです。

ところで、なぜ「生活習慣病」に薬が必要なの？

たしかに、「生活習慣病」は基本的に痛くもかゆくもないので、「なぜ薬を飲むんだろう？」と疑問に思うかもしれません。

「生活習慣病」が恐ろしいのは、今現在の症状ではなく、放置することで心筋梗塞、脳出血などを招く可能性が高くなる点であることは前に述べました。命に関わる大きな病気を防ぐために、まず生活習慣の改善、それでもダメなら早めに投薬治療を開始したほうがいいのです。逆に、非常に高齢な場合などはあえて治療しないという考え方もありますよね。

そういう現実を知っても、薬を飲みたくないというのならそれはもう健康観と死生観の領域になってきますね。

薬を飲んで病気をうまく付き合いながら、より長生きできる可能性を選ぶのか。それとも、投薬治療をすすめられても薬は一切飲まず、あるとき突然、ぽっくり亡くなる可能性があってもそれはよい、として選ぶのか。ただし、ぽっくり死ねればよいですが、麻痺などの後遺症が残ったり、脚が腐って切断したり、苦しい症状が長く続くことなどもあります。

前者を選ぶのも一つの生き方なら、後者を選ぶのも一つの生き方です。こういうことも含めて**投薬治療のリスクとベネフィットを天秤にかけ、医師と相談して治療方針を決めていく**とよいでしょう。

結論 「よい作用」しか出ない薬は存在しない

自律神経が「失調」すると病気になる？

自律神経とは一言で言うと神経による「生命維持システム」です。交感神経と副交感神経という相対するような機能を持つ神経の仕組みがバランスをとりながら体の状態を保っています。「自律神経失調症」という、これまたなんとも不可解な「病名」をよく聞きますが、**自律神経は生命維持システム。そんな重要なシステムが完全に「失調」などしたら、生命が維持できなくなってしまいます**。

たとえば心臓の脈拍や血圧も自律神経によってコントロールされています。なんらかの刺激によって交感神経優位になると脈が速くなり血圧が上がりますが、今度は副交感神経が優位になって脈拍が落ち着き、血圧も安定する。

このように交感神経と副交感神経がうまく連動して、脈拍も血圧も正常に保たれているのです。面白いことにこのバランスは体の左右で交代に起こっていることが知られていま す。鼻づまりは副交感神経の興奮で粘膜の血管が拡張することでも起こるのですが、左右順番にそれが起こったりします。

交感神経と副交感神経

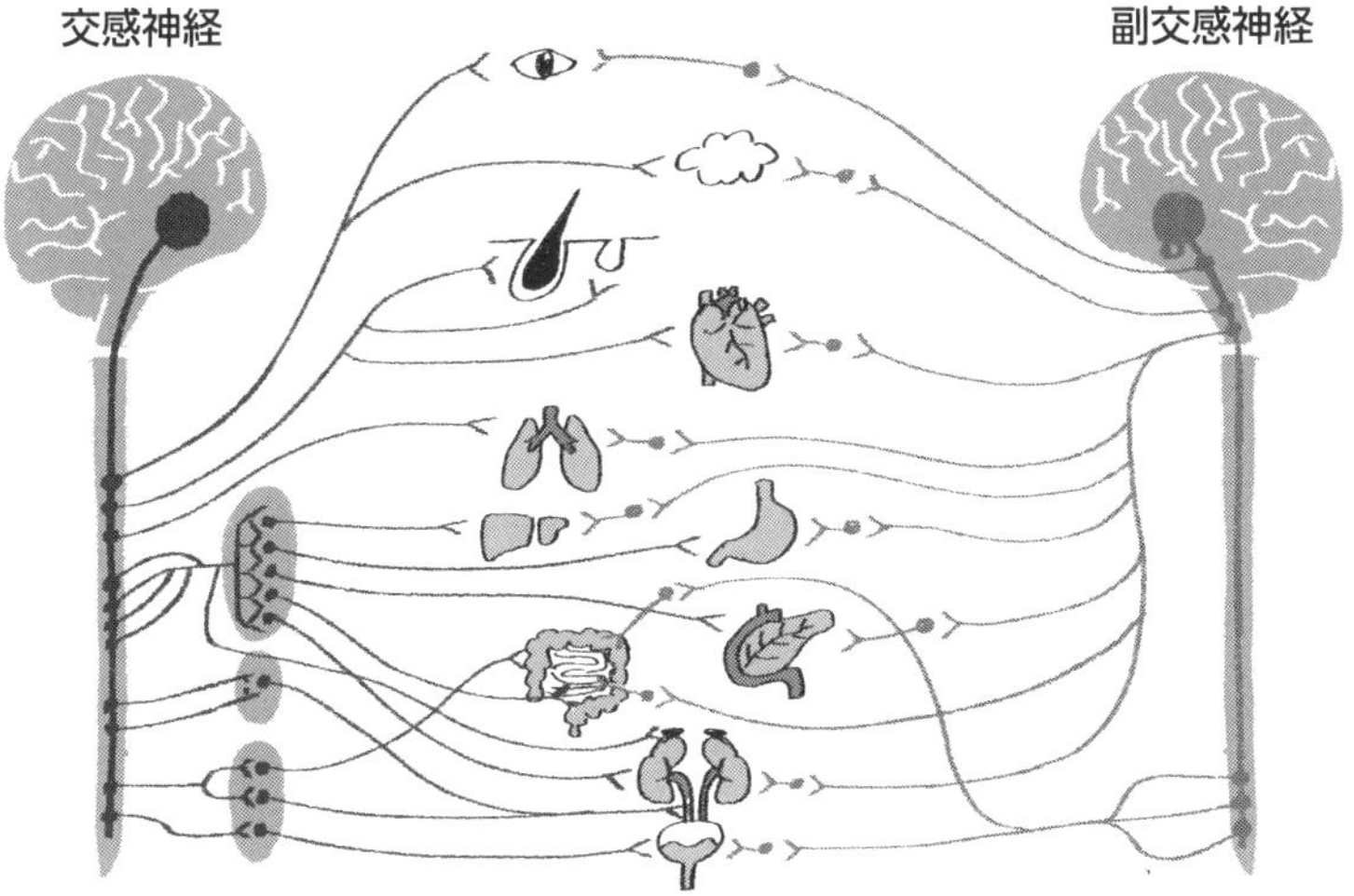

その機能が「失調」したら、どうなるでしょう。仮に副交感神経が働きづらくなったら、心臓はバクバクしっぱなし、血圧も上がりっぱなしで、どこかのタイミング、どこかのポイントで動脈が破裂するなどして死んでしまうでしょう。

つまり、もし本当にそんな病気がたくさんあるのなら死を意味する重大な病であり、世界中の医学者が治療法開発に躍起になっているはずなのです。書籍や雑誌で「自律神経失調症を治しましょう」などと、のんきに特集している場合ではありません。

自律神経が失調するということは、一部の神経疾患や糖尿病の重症化した状態で、重篤な症状が起こった場合など以外には起こりえません。そういう場合には非常に治療に難渋します。**極度ではない不調については、診断**

されることは基本的になく、解消する方法もありませんから「自律神経を整える方法」なんていうものも基本的には存在しません。ただ、整体やマッサージ系でよく見るのが自律神経を整える、ですが、たしかにマッサージなどで気持ちよくなれば副交感神経優位になることはあるでしょう。気持ちいいな、ということを目的にしていくなら、それはありでしょう。

だとすると、よく聞く「自律神経失調症」って？

言ってしまえば、気軽に使われているこれらの言葉のほとんどは単なる宣伝文句です。そして多くの場合はなんらかの原因不明の体調不良や不調をそこに押し込めようとしている場合が多いと言ってしまってよいでしょう。そして、一部には精神的なストレスによる体調不良なども含まれていると思われます。**体調不良には、病気が隠れている可能性もあるので、「自律神経失調症」などと思わずに、一度病院に行ったほうがよい**と思います。

精神的なストレスを感じると、交感神経が優位になって落ち着かなくなります。これは事実です。これに対処する方法ならば、ないことはありません。ストレス源を取り除くことがいちばん大事ですが、それ以外にもたとえば冷たい水で顔を洗う、深呼吸をする、首の横側（頸動脈が通っているあたり）をさする。すると副交感神経が優位になって脈拍も落ち、気持ちがスッと落ち着くことがあります。

交感神経と副交感神経のバランスが崩れて制御不能になるほど、自律神経が失調することは通常ありません。しかし、つねに揺れ動いている交感神経と副交感神経のバランスを絶妙に保つのは難しいものです。絶えずストレスにさらされていたり、過度に緊張する状況に置かれたりしていれば、心身が落ち着かなくなって当たり前です。しかし、これは自律神経が「失調」しているのではなく、交感神経と副交感神経がバランスをとるためにせめぎ合っているということです。交感神経が興奮したらその後に副交感神経も興奮する。体はそのようにできています。

自律神経のバランスをうんぬんと喧伝する人たちは、こうしたせめぎ合いの状況を「交感神経と副交感神経のバランスが崩れている」と説明するとわかりやすいし「ネタ」になる、もっと言えば「飯のタネ」なるから、そうしているだけなのでしょう。

「自律神経失調症」というよく意味のわからない「病名」も、おそらく、そんな思惑の延長線上で編み出されたものです。どうにも理解できませんが、保険病名といって、医師が保険請求する際の病名にもこれが入っているんですよね……。

よく言う「自律神経失調症」の正体の多くはストレスに起因するものであり、「ストレスを溜めないようにしましょう」「なるべくリラックスできる時間を持ちましょう」という話にすぎない

とも思われます。まずは受診して身体的な疾患を否定できたら、ストレス

とも向き合ってみましょう。

そしてストレス対処もリラックスも、自身の生活上の工夫しだいという面はあり、医療にかかるという問題だけでもないというわけなのです。

「冷え性も不調につながる」と聞いたことがあります

自律神経失調症と並んで、「冷え性」もよく話題に上がりますよね。手足が冷えるという症状があることはたしかです。遺伝的に差があることも研究されていたりします。体の深部が冷えたら死んでしまうので、俗に言う「冷え性」は、手足などの末端が冷えるという症状です。

では、これを病気とするかどうか。医学的には重大な疾病ではありません。ただし、冷え性は疾病ではないから末端が冷えていても健康といえるのか、冷えを放っておいてもいいかというと、そうともいい切れません。

手足が冷えているというのは、不快な状態には違いないでしょう。不快であるという時点で健康とはいえませんから、対処するに越したことはない。その不快感が眠れない、集中できないといった別の弊害につながる場合もあります。といっても、「冷えは万病の元」というほどの話ではありません。それどころか、そもそも体を温めたほうが予防や健康維持にとってよいのかどうかについても、医学的には明確な答えが出されていないのです。

「体温が高いほうが『免疫力』が高い」「体温を上げるとがんを予防できる」といった類の話は、すべてトンデモ医学です。 体温調整の仕組みは知っていますか？ アフリカなど暑い国では病気が少ないですか？ 熱中症は知っていますか？ ちょっと考えればわかる話です。

また、よく不妊治療で子宮を温めるなどという謎の宣伝文句があったりしますが、これらも気にする必要はありません。深部体温は常に高いです。

「体は絶対に温めなければいけない」「温めなければ病気になる」という話ではなく、ただ「冷えによる不快感」を取り除くという意味で、末端が温まるように対処する。これが最も妥当な考え方でしょう。女性雑誌などでは、よく冷え対策が特集されていますね。冷えを過剰に悪者扱いし「冷えさえ解消すればいい」といった健康本もたくさん出版されています。

そういうものの影響なのか、特に女性の間で冷えをずいぶんと気に病む人が多いように見受けられます。しかし、冷えが不快ならば対処すればいい。冷えがさらなる大きな病気につながるという科学的根拠は現状特にはないので、冷えを過剰に恐れる必要はなし。たったそれだけのことだとも言えるでしょう。

でも、手足が冷えて、辛いんです……！

自分でできる冷え対策としては、保温効果の高い手袋や靴下を着ける、体を動かすくらいでしょうか。なかなか冷え解消は簡単にはいきませんね。**どうしても辛ければ、たとえば東洋医学の専門家のもとで、漢方や鍼灸を取り入れるのも一つの選択肢かもしれません**。

東洋医学にも科学的な根拠が少しずつ揃ってきているものがあります。

私もかつて、肩こり対策によくお灸を使っていました。肩こりの辛さが軽減されたというのが個人的感想ではあります。

運動などを取り入れるのを優先しつつも、普通の医学、つまり「西洋医学」ではあまりできることがない不快症状への対処法として、服などで調整する、運動するなど以外に、東洋医学なども検討の価値があるかも……くらいの感覚が無難ではないでしょうか。冷え性もその一つというわけです。

結論 **「自律神経うんぬん」も「冷え性」も過度に恐れる必要はなし！**

認知症「診断」と「治療」の最前線

日本のエーザイ社などが開発したアルツハイマー型認知症の薬が承認されたというニュースが報じられました。認知症は高齢社会の中で増加しており、病態と診断や治療について熱心に研究が進められている領域で、身近に関わることも多い病気になっています。認知症と一言で言いますが、正しく理解するためには定義と分類がまずは大事ですね。

「認知症」というのは「一度正常に発達した知能（脳）に、なんらかの原因で記憶・判断力などの認知機能に障害が起き、日常生活がうまく行えなくなるような病的状態」を言います。**大事なのはもともと機能障害があったわけではなく正常に発達していたこと、そこに障害が起きて、実際に生活に支障が出てくるレベルであること、ということ**になります。

認知症にはさまざまな種類がありますが「アルツハイマー型認知症」「脳血管性認知症」「レビー小体型認知症」「前頭側頭型認知症」の4種類が代表的なものになっています。

認知症の原因は種類によってさまざまですが、基本的には脳にある神経細胞がダメージを受けて死んでしまい、機能が低下してしまうことによります。脳血管性認知症は血液の流れが悪くなることで神経細胞が死んでしまうことによりますし、レビー小体型認知症はレビー小体というものが神経細胞に溜まることと関連しているようです。タイプによって病因はさまざまといえます。認知症の多くは不可逆的（一度なってしまうと治らない）なものですが、一部は治療可能なものがあります。硬膜外血腫による認知症や、正常圧水頭症、甲状腺機能の低下による認知機能障害は治療が可能で、適切な治療で認知機能が改善することがあります。

認知症は重要な問題であり、研究もとても活発に行われています。

冒頭にも述べたようにアルツハイマー型認知症の薬がここのところ話題になっていますが、これでアルツハイマー型認知症を恐れなくてよくなる……かと思いきや、そう甘い話ではないのも現状です。たしかにある意味では「効果」があるのですが、認知症が「治る」というイメージに合うような、ビシッと効く薬というわけでもないんですね。進行を少し止められるとか、認知症のテストのスコアが少しよくなるだけ、というような状況であって、**今のところアルツハイマー型認知症を予防、根治するような方法はありません。**

認知症予防のために、できることはまったくないんですか？

完全にそういうわけでもありません[6]。

アルツハイマー型認知症などについては現状、予防も根治もできませんが、加齢による脳血管の不具合からくる脳血管性認知症のリスクを下げる方法というのなら、ないことはありません。また治療可能な認知症は診断をしてもらいしっかり治療することが大切です。

血管を正常に保つ、というものについては、生活習慣病の三大トリオ「高血圧、脂質異常症（高脂血症）、糖尿病」を予防することがこれに当たる部分があります。つまり適度な運動習慣をもつ、脂っこい食事はほどほどに抑えるなどして肥満防止に努める、しっかり睡眠をとる、ストレスを減らすといったことを若いうちからしっかりと心がけていくというのが、現状ではとりうる最善策でしょう。

こうしてみると、自分でできることって、極めてシンプルです。ちまたでは本当にいろいろな健康情報が飛び交っていますが、**結局のところ認知症予防のために大事なのは、健康的な生活習慣（運動、食事バランス、睡眠、ストレス解消など）の基本を守ることしか現状はない**のです。それだけでも多くの病気のリスクを低減させることができるわけです。

6 認知症のリスクとなりうる要因をコントロールして、リスクを減らしていこうという予防運動が提唱されています
『THE LANCET COMMISSIONS』vol.396,10248,p413-446

アルツハイマー型認知症になったら、もう治らないの？

根治することはできませんが、ある程度「進行」を遅らせるための投薬治療ならば……一応ある、という状況です。

アルツハイマー型認知症の発症メカニズムについては、多くの研究がなされており、わかっていることもかなり多いのですが、根本的な部分からして実はまだよくわかっていないとも言えるのですね。専門としている人ほどわかっていると言い張るかもしれませんが、はっきり言ってわかっていません。アミロイドβというタンパク質が脳に蓄積して神経を障害していき発症するというような流れが「通説に近い」のですが、その因果関係で本当に合っているのか、アルツハイマーになったからアミロイドβが蓄積するという因果である可能性はないのかどうかさえまだ論争があるような状況で、いろいろなことが検証段階なのです。

このように、発生メカニズムすらまだはっきりとはわかっていないのですから、どんな人がアルツハイマー型認知症を発症するのかも、どうしたら予防できるのか、根治できるのかも、ほとんどまだわかっていないに等しいと言ってしまってよいでしょう。

こういう病気に関して言えることは1つだけです。かかるかどうか、それはある意味でまだ「運」です。**脳血管性認知症のリスクは生活習慣の改善で下げられるものの、アルツハイマー型認知症を含む遺伝要素などが大きい認知症にかかるかは「運」なのです。**

近年、劇的に進歩している医療といえども、当然、万能ではありません。もし、今の医療では何ともできない病になったら、その運命を受け入れて精いっぱい生きつくす、そんな人生観も必要なのかもしれませんね。

高齢の両親の変化、どう受け止めたらいいですか？

年を取るごとに体に変化が現れるのと同じく、精神のありようも年を取るごとに変化していくものです。**認知症が性格の変化をもたらすことはよく知られていますし、高齢になるに従って精神疾患になる確率が上がるというデータもあります。**精神疾患を発症しなくても性格が先鋭化することなどもあります。前頭葉機能の低下などが言われたりしますが、詳細はまだまだ未解明ですね。性格が丸くなる場合ももちろんあります。

不思議な因果と思われたかもしれませんが、精神の働きも脳という体の機能の一部と考えてみると、どうでしょう。加齢とともに高血圧やがんの罹患率が上がるように、精神にも不調が現れやすくなるというのは、うなずける話ではないでしょうか。「お年寄りは頑固」というのも、よく一般的に言われることですが、やはり加齢によって脳に変化が起こったことによる性格の変化の一種といえる場合も多いとは思います。

思考力などを司る前頭連合野などの働きが衰えるために、物事の処理能力が落ちたり、思考的に広い考えがなくなったりする。それが傍目《はため》には「性格が頑固になった」ように見えるのかもしれません。もっといえば、人間は刻一刻と齢を重ねているのですから、加齢による性格の変化は、すでに自分自身にも起こっているわけです。しかし、それを自覚している人は、おそらくほとんどいないでしょう。ということは、仮に高齢のご両親が自身の性格の変化を自覚できていないとしても、一方的に責めることはできませんね。永六輔さんの名言「子供叱るな来た道だもの。年寄り笑うな行く道だもの。来た道行く道二人旅これから通る今日の道通り直しのできぬ道」ですね。

最初は戸惑ってしまうのも無理はありません。いわば足腰が弱くなって歩くのが遅くなるのと同じ、老化現象の一つと受け止めて、コミュニケーションの取り方などを工夫することではないでしょうか。そして、**頑固になった程度の話ではなく、被害妄想や誇大妄想に見える言動や異常行動が見えたら、やはり、すぐに専門家の手を借りてください**。異常な言動や行動は、パーソナリティ・性格が先鋭化した場合、精神疾患を発症した場合、認知症の症状として出た場合、お薬の影響などが出た場合、体のどこかに病気があり影響している場合などいろいろ原因が考えられます。特に高齢者の場合は、鑑別診断が重要です。加齢と決めつけず、しっかり受診して診断してもらうことがまずは重要です。

認知レベルは要介護のバロメーターの一つでもありますから、早めに専門家に入ってもらうことに越したことはありません。言い出しづらくても勇気を持って老年精神科などへの受診を促し、そこでの診断結果に応じて、医師と今後のことを相談する。行政の相談窓口で最初の一歩を相談するというのも一つの方法です。

家族のことだからと抱え込んで共倒れになる前に、しかるべき医師、行政に頼ってください。これは冷たいことでも無責任なことでもありません。お互いにとって最善の選択をしていくために必要な行動なのです。いかにヘルプを求めることができず、遅きに失する人が多いかを思うと、早め早めの対応の重要性は、いくら強調してもしすぎることはありません。

結論

認知症の予防は難しい。症状が出たらすぐに診断を受ける

4 時間目

科学が実証した「病気にならない習慣」

病気を防ぐ食事のヒント

ここからは、病気を予防する習慣について話していきます。まずは、食事について。「医食同源」という言葉がありますが、この言葉を盲信するのも考えものです。**体に必要な栄養をとるという意味でたしかに食事は重要ですが、何かを食べたら特定の病気を確実に防げるとか、治るといったことは基本的にありません**。

食事はあくまでも「栄養源」であり、それだけでは「薬」にはならないのです。重要なのは、栄養バランスのとれた適度な量の規則正しい食事を習慣づけることでしょう。私たちの体は、外から栄養素を取り入れないと維持できません。それも三大栄養素から各種ビタミン、ミネラル、食物繊維など、健康維持のために必要な物質は多岐にわたります。それをすべて食べものから摂取しようというわけです。また、外から取り入れられた栄養素は代謝というプロセスを経て体内で利用されますが、物質ごとに代謝経路（代謝に使われる臓器なども含まれます）が異なります。

食べるものが偏っていると、働く代謝経路も偏りかねません。つまり、いろいろなもの

食事バランスガイド

主　食

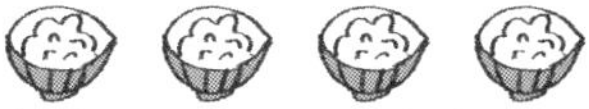

中盛りのごはん４杯程度

副　菜

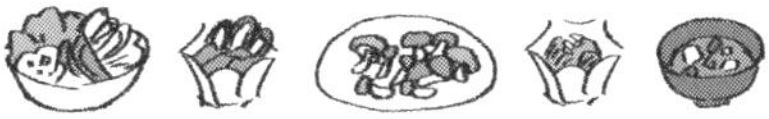

野菜料理５皿程度

主　菜

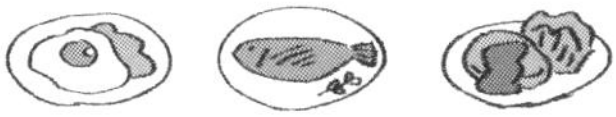

肉・魚・卵・大豆料理から３皿程度

牛乳・乳製品

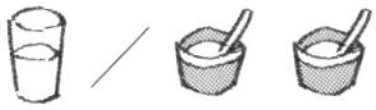

牛乳１本もしくはヨーグルト２パック程度

をバランスよく食べるということには、さまざまな代謝経路をバランスよく使うという意味があるのです。「1日30品目」というのも厚生労働省の推奨ですが、これは、「いろんなものをバランスよく食べる」うえでの一つの目安です。絶対に守らなくてはいけないわけではありません。

バランスのいい食事をするために参照してもらいたいのは、厚生労働省が出している「食事バランスガイド」です。上の表は、ガイドの内容を一部まとめたものです。公的機関が示している指標であり、売らんがための健康書よりも基本的に信頼できます。「バランス」とついているとおり、「食事バランスガイド」には極端なところがありません。主食とおかずをどういう割合で食べればいいのか、少なめに抑えたほうがいい食べものはどういうものかなども明快に示されています。

さて、栄養についてさらに知りたいという人にはおすすめの本があります、『佐々木敏のデータ栄養学のすすめ』（女子栄養大学出版部）です。佐々木氏は「食事栄養バランスガイド」作成の中心でもある栄養学者です。この本は一見、専門書のような雰囲気で手に取りづらいのですが、中身は膨大なデータがとても親切に噛み砕かれて解説されています。栄養学や食事を対象とした科学は大変難しい分野で、正しい情報が何かを見極めるのは簡単ではありません。なので、その領域のプロの本を読んだほうがいいでしょう。

野菜はどれくらい食べるべき？

野菜は、三大栄養素の代謝に欠かせない各種ビタミンやミネラル、食物繊維にも富み、摂取量と健康は密接に関係していると言えるでしょう。野菜をふんだんに食べている人は、野菜をあまり食べない人と比べて総死亡率が低いこともわかっています。**厚労省推奨の「野菜を350〜400グラム（両手に収まる山盛りの量をイメージしてみてください）」**を、なるべく目指しましょう。

ただし、誤解しないでください。野菜ばかり食べていればいいという意味ではありません。繰り返しますが、いちばん大事なのはバランスです。ヒトは古来、雑食なのです。草食動物として草ばかり食べて生きている牛や馬とは、食べものを消化、代謝する内臓の仕組みが違うのです。

思想面はさておき、医学的に見れば、健康そうなイメージのある「ベジタリアン」「ビーガン（厳密な菜食主義者）」なども単なる偏食です。

厚労省が定めている1日の塩分摂取量は、男性で7・5グラム、女性で6・5グラム。これは多くの人にとっては「すべてのおかずを薄味にしてちょうどいい」くらいの分量です。つまり、ちょうどいいと感じる塩加減では塩分過多の恐れがある。そもそも**日本人は総じて塩分をとりすぎの傾向にある**のです。

塩分のとりすぎは高血圧につながるため、薄味に慣れることが大事……。どうしても物足りない人はハーブやスパイスを使って、塩だけに頼らない味つけをする。これで塩分控えめでもおいしい食事ができるでしょう。

最近流行りの「糖質制限」はどうですか？

最近、糖質は何かと悪者扱いされがちですが、前述の「食事バランスガイド」には、1日の主食はごはん中盛り4杯程度だとされています。意外と多いなと感じるのではないでしょうか。糖質は糖質でも、砂糖をたっぷり使った甘いものを食べすぎるのは、たしかによくありません。「食事バランスガイド」にも「菓子、嗜好《しこう》飲料は楽しく適度に」とあります。嗜好飲料とは「楽しみのために飲むもの」で、お酒などを指します。甘いものもお酒と同じ、最初から「バランスのよい食事」にはカウントされない嗜好品扱いなのです。

主食まで控えるような糖質制限は、基本的にすでに血糖値が病的レベルにまで上がってしまっている糖尿病の人などのための食事療法です。それを健常な人が実践するのは不健康な「偏食」だと言わざるをえません。実際、糖質を制限しすぎると必要な栄養が足りなくなり、「ケトーシス」という病的な状態になることもありえます。

糖質制限では一時的にやせるものの、長い目で見るとたいていはリバウンドしますし、ドラスティックな効果が得られているかというと、微妙であるという研究が多いのです。現時点においては健常な人で「糖」を悪と一方的に決めつける根拠もありません。それどころか、健康な人同士で比べると糖質制限をしていないグループのほうが、糖質制限をしているグループよりも、糖尿病の罹患率が低いというデータもあったりします。

健康な人は「食事バランスガイド」にあるくらいの主食をとるのがいいでしょう。「糖質が悪」というのはメディアがつくり出した印象操作の一つだといえます。一度つくられた印象は訂正が困難ですが、そういった情報に振り回されないようにしてほしいと思います。

糖質制限をダイエット目的で実践しようと思っている人には、もっといい方法があります。なぜ太るのかというと、エネルギーの消費量を摂取量が上回っているからです。「私、太りやすい体質なんです」という人がいますが、太るのはたいてい以下の2つの理由です。

①食べすぎている＝エネルギー摂取量が多い
②運動量が少ない・加齢などで基礎代謝が下がっている＝エネルギー消費量が少ない

まれに遺伝的な肥満や、体質的に代謝が悪くて太りやすいケースはあります。しかし、それだって結局は、食べる以上に消費できていないから太る。つまり、消費と摂取のバランスが問題なのです。

ということは、消費と摂取のバランスを逆転させてやればよいだけです。**摂取量を下げるためには食べる内容のバランスは保ちつつ、食べる熱量（カロリー）を減らす**。ここが重要です。エネルギー消費量を上げるには、ウォーキングなどの運動習慣を取り入れること、筋肉をつけて基礎代謝を上げるなどの方法がありますが、日本肥満学会が出している診療ガイドラインによると、運動療法は減量にはあまり効かない場合が多いともされているように、食事量の調整が特に重要です。

結論 **「食事バランスガイド」を参考に過度に偏らない食生活を**

「食べてはいけない」「これさえ食べれば大丈夫」の真実

「これさえ食べれば病気にならない」という食べものは、1つもありません。ポリフェノールの多い食べものをとると長生きできる？　毎日納豆を食べると健康になる？　何とかいう乳酸菌が入っている乳製品で風邪を予防できる？　こういったような話は科学的な裏づけのない、または根拠の薄いファンタジーであることがほとんどだと思ってください。たとえ根拠が示されていても、人間を対象とする実験ではなく、マウスでの実験だったりする場合も多いです。

もちろん、**がんなどの病気が確実に治る食事法もありません。**[1]**これを食べてはいけないと言い切れるのは基本的には毒か、アレルギーのある食べものくらいです**。

昔、昼の時間帯に、あるテレビの長寿番組がありました。毎日のように「健康特集」をします。そこで、やれ「納豆がよい」やれ「ほうれんそうがよい」などとやるわけです。フリップをめくりながら、秘密の食べものは……「納豆！」みたいに。その番組があったころ、私はスーパー内に設置された薬局で薬剤師として働いていましたが、テレビの効果というのは猛烈なもので、その日は「納豆」が売り切れます。そしてレジにも、薬局にも「納豆はどこか」と聞く人が次々に現れます。かくもかように、情報に影響されて扇動されてしまう人はとても多いのです。余談ですが、なぜか、テレビ放送の内容は事前にわかっており、納豆の入荷量が放送日は多くなっていたりします。

健康に関わる問題は、基本的には体系的に学ぶ機会がなかなかありません。義務教育でそこまでやる余裕はないでしょうし、医学系や栄養系の大学に行く人は少数派ですよね。テレビや雑誌などから聞きかじった健康情報を取り入れてしまうのはやむをえません。しかし、特に「健康番組」や「健康特集」はくせ者です。これらは、医学の真面目で難しい話題を扱うのはコストもかかるうえに、視聴者・読者もついてこないので、どうしても安易な方向に流れます。特に悪い方向に流れがちなのが、食事とサプリです。

食事については変な持論を展開する医療者も多いために話題にことかきません。そもそも食べものについて言えば「健康になる『ため』に食べるもの」はありません。前項で述べたように、必要な栄養をバランスよくとることが何より重要なのです。症状に対処するには「薬」ですよね。**食事は「健康になるため」ではなく「おいしいから」食べる**。知識を使ってバランスよく食べる。絶対に食べてはいけないものはないけれど、嗜好品はほど

1 Cancer Volume83, Issue4 15 August 1998 Pages 777-782 など

ほどに。食事とはそういうものです。

したがって、これさえ食べなければ病気にならないというものも、1つもありません。「これさえ食べればいい」「これさえ食べなければいい」、このようによくも悪くも食べものを神聖視すること自体が「極端すぎる」言説であり、誤りなのです。

ただ、言うまでもありませんが「毒」を食べたら大変ですね。

毒が身近にあるってことですか?

はい、ものによっては、とても身近にあります。天然毒もありますし、有害物質に汚染された食べものや、腐敗した食べものなどは代表例ですね。

たとえば、91ページでも述べましたが、ピーナッツに付着している「アフラトキシン」という青カビの一種がつくる物質は、発がん性があり肝臓癌の原因になるとされています。また、マグロやキンメダイには胎児に悪影響を及ぼす水銀汚染のリスクがあるため、妊娠中の人はたくさん食べることは避けるように厚労省から通達されています。[2] 逆にそれ以外の人はあまり気にする必要はありません。

特定の食品に限らず、腐敗した食べものは病原体によって食中毒を引き起こします。夏になると決まって「病原性大腸菌O157」などの集団感染のニュースがいくつか報じられますよね。

寄生虫にも有害なものがいます。たとえば豚肉はそれ自体はもちろん有害ではありませんが、寄生虫やウイルスなどがいる場合があるため、よく火を通して食べなくてはいけません。また、鶏肉の生食も大変危険です。地域によっては、生食が行われているところもありますが、カンピロバクターという細菌による食中毒のリスクなどがあります。

そして、肉といえば最もリスクがあるのは野生の生き物の肉です。食肉用として飼育されている家畜動物は、病原体に感染しないようできるだけコントロールされています。そのために投与されている抗生物質などを、極端に自然志向な人は危険視しますが、むしろ抗生物質やワクチンなどが投与されているからこそ、私たちは安心して食べられるのです。

その点、野生動物はどうでしょうか。当然ながら人にコントロールされていませんから、どんなものが感染しているかわかりません。イノシシ、クマ、シカ、ハト、キジ、ウズラ……など、野生動物を食す「ジビエ」という食文化がありますが、十分に火が通っていなければ私は絶対に食べません。レアな状態で食べるのはかなり危険です。実際、イノシシなどをよく火を通さずに食べ、あたって亡くなるなんていう事故も、毎年起こっているのです。歴史ある食文化を否定したくはないのですが、**医学の観点からすると、野生の生き**

2 https://www.mhlw.go.jp/topics/bukyoku/iyaku/syoku-anzen/suigin/dl/100601-1.pdf

ものをむやみやたらと加工せずに食べるのは避けたほうがよいといわねばなりません。

「白い食べもの」「グルテン」「牛乳」を避けているのですが……

そういう人もいるようですね。糖質制限の流れなのか「精製された穀類」、すなわち白米や白いパンなども避けるべしという説が流布しています。しかも結構熱心に信じている人が多く、騙したがる人もやたら多いですね。たしかに玄米や全粒粉の小麦製品は、食べれば「健康」になるとはいえないまでも、限定的な死亡リスク低下をもたらす研究[3]などもあり、プラス寄りに評価していい食品でしょう。白米をたくさん食べると糖尿病リスクが上がるという報告もあったりはします。なのでたとえば、**白米と玄米を半々にする、全粒粉パンを選ぶなどは、より健康的なチョイスなのかもしれません**。

かといって、白米や白いパンを食べてはいけないのではありません。不足するビタミン、ミネラル、食物繊維は、他の食品からも補えます。たとえば、玄米に多く含まれるビタミンB1は豚肉や大豆製品、食物繊維は野菜にも多く含まれています。ですから、「豚の生姜焼き、野菜たっぷりの汁物、白米」といったようなバランスのいい食事をおいしくとれば解決してしまう話なのです。

牛乳や小麦製品は近年、敵視されがちですが、牛乳を避けるべきなのは乳糖不耐症のある人など、小麦製品を避けるべきなのは小麦アレルギーのある人などです。

乳糖不耐症とは、牛乳に含まれる乳糖を消化する酵素が少ないという体質のことです。比較的、日本人を含むアジア人に多く見られます。「そういえば牛乳を飲むとお腹がゴロゴロして、下してしまう」という人は、乳糖不耐症の疑いがあります。小麦アレルギーやグルテン不耐は比較的、西洋人に多く見られます。小麦を食べると数日内にお腹を壊す人、重いケースでは即座にアナフィラキシーなどを起こす人は、当然、小麦製品を避けなくてはいけません。不耐症も食品アレルギーも、体に「拒否反応」が起こります。**牛乳や小麦製品をとっても何も体に異常が起こらないのなら、まずは強いて避ける必要はありません**。

化学肥料や農薬は毒なんですよね？

食べものに含まれる毒というと、よく化学肥料や農薬が取り上げられます。その影響で「オーガニック」「有機栽培」が推奨される傾向もあり、そうした商品を専門的に扱う店もよく見かけます。しかし結論からいえば、こうした**化学物質に過度に神経質になる必要はまずありません**。

---

3 BMJ 2019 Jun 14;353:i2716.

国の安全基準を満たし、使用量も安全基準内であるかぎり「有害」とまでは言えないからです。残留農薬などに関しても、健康を害するほどの量が検出されることは、現在はほとんど起こりません。それに、農薬や化学肥料には、収穫量を上げ、余計な虫などを避けるという利点があります。こうした点を考慮せず、イメージだけで有害な化学物質と敵視するのはアンフェアではないでしょうか。

一方、いわゆる「オーガニック食品」を食べている人のほうが死亡率は低いといった科学的根拠もありません。アメリカにも、オーガニック食品の店はたくさんあります。日本よりもずっと盛んといってもいいほどなのですが、そもそも「オーガニック」とはどういうことでしょう。明確な定義が必要です。

「極力、化学肥料や農薬を使わずに栽培されたもの」というのが一応の定義のようで、条件に当てはまるものには「オーガニック認証」などが与えられたりしています。科学的に明確な効果の証明が必要なく、根拠もどちらかというと薄弱なものに認証を与えている時点で、商売や振興にからんだ政治的なニュアンスを感じないでもありません。

さて、オーガニックと銘打たれているものはだいたい割高です。健康志向になると、そういうものを選びたくなる。人情としては理解できますが、そのお金で主に買っているのは「体にいいものを選んでいるふうの気分」ではないでしょうか。いわばブランド品を買うのと同じです。もちろん気分も大事です。オーガニック食品は、特に他と比べて体にいいとはいえませんが、基本的に有害なわけでもありません。オーガニック食品を買うことで「健康的な気分を買いたい」という気持ちについては強く否定しません。

コンビニ弁当やインスタント食品、加工食品は大丈夫？

化学調味料や防腐剤、着色料などの食品添加物を「危険視」する人も多いでしょう。こういうものを食べると決まって気分が悪くなるとか、お腹を壊してしまうなど、明らかな不具合が起こる人がいるのも事実です。思い当たる人はもちろん避けたほうがいい。

そうでないかぎりは、過度に気にする必要はありません。食品添加物も、世の中に流通しているものは検証された安全基準を満たしています。「ADI（Acceptable Daily Intake）」という1日の摂取量も定められていて、その範囲内であれば基本的に問題ありません。ただし毎食のように多量に食べるとなると考えものではあります。まず問題になるのは、栄養バランスと塩分です。あくまでも傾向としてですが、**コンビニ弁当やインスタント食品は、生活習慣病の一因になる脂質が多く、ビタミンや食物繊維の供給源である野菜が不足しがち。加えて、どうしても塩分による味つけが濃くなりがち**です。

そしてもう1つ考えてもらいたいのは、そもそもなぜ化学調味料や防腐剤、着色料が添加されるのかというところです。家庭料理に添加物が必要ないのは、食材を新鮮なうちに調理したものをすぐに食べるからですよね。つまり極端な言い方をすると、コンビニ弁当やインスタント食品は「必ずしもつくりたてでは食べないこと」を前提に、強い味つけでおいしく感じるように仕立て、見栄えをよくし、より長く保存できるようにされる傾向がある食べものだとはいえるでしょう。

添加物そのものが絶対的な悪ということではなく、こうした操作を加えずともおいしく食べられるものを食べられればよりよいということでしょう。コンビニ弁当やインスタント食品は、忙しすぎるときのレスキュー食品くらいにとどめ、基本は自炊をするのが理想かもしれません。

ポテトチップスなどの加工食品も、もちろん即「毒」ではありません。ただ、**加工食品に多く使われているトランス脂肪酸はちょっと問題がある**のは事実です。あくまでも「ほどほどに」食べる嗜好品と心得ておいてください。

毒になる油、薬になる油って、ありますか？

毒というほどではありませんが、ちょっと気をつけたほうがいい油はたしかにあります。油について「健康的な食事」という観点から知っておくべきことは意外とシンプルです。日本で最も一般的な調理油、サラダ油などを使っていればそれでまずは十分でしょう。

「オメガ3（ω－3）」をたくさんとるべきという話を聞いたことがある人もいると思いますが、サラダ油にもオメガ3は含まれています。

また、油というとオリーブ油信仰も根強いですね。「オリーブオイルのほうが体にいい」「オリーブオイルをふんだんにとっている地中海沿岸の国の人たちは長生き」なんていわれていますが、ここで欠けているのは「何と比べているのか？」という視点です。

そもそも、この話が出てきた背景には、アメリカ人の食生活の多くが、高脂血症を招きやすいコーン油やパーム油、トランス脂肪酸入りのマーガリンなどでかなり占められていることがあります。オリーブ油に多く含まれているのは、LDLコレステロール（悪玉コレステロール）を下げる作用があるとされているオレイン酸という脂肪酸などです。

つまり、オリーブ油のほうが健康的といえるのは「コーン油やパーム油、トランス脂肪酸に比べて」であり、地中海沿岸部の国の人たちのほうが長生きといえるのは、「コーン油やパーム油、トランス脂肪酸をたくさんとっているアメリカ食を食べている人に比べて」という条件つきの研究だったりするのです。

こうした前提があるので、もともとサラダ油をとってきた人がオリーブ油に無理に変更する必要はあまりないでしょう。サラダ油は菜種油をはじめとした植物を原料にした油で、菜種油に含まれているオメガ3、オメガ6は、両方とも人体に必要な油（必須脂肪酸）でもあります。ここで誤解しないでほしいのですが、オリーブ油が体に悪いという意味ではありません。ただ**「サラダ油を敵視、オリーブ油信仰をする」というようなことはやめて、料理に応じて適切に使っていけばいい**ということです。

パスタはやっぱりオリーブ油を使ったほうがおいしいけれど、肉じゃがにオリーブ油を使うのは味わい的に無理があるから、やっぱりサラダ油を使おうという程度の話なのです。トランス脂肪酸やコーン油、パーム油の摂取量が少ない日本人は、特段油の「種類」に注意しすぎる必要はありません。

基本的に油で問題になるのはまずは「量」です。どんな油でも、過剰にとり続ければ高脂血症や肥満につながります。

日本人は欧米、特にアメリカで言われていることに強く影響されがちのようですが、栄養学については、食文化や人種の多様性などから国際比較が非常に難しい分野でもあります。欧米でいわれていることを、そのまま日本の食生活に適用するのは安直すぎるわけです。**「オリーブ油は体にいい」などという話にしても、その背景にベースが「アメリカ的な食生活」があることが見過ごされていたから、これだけ日本でも正しい情報として広まった**のでしょう。

ちなみに、昨今話題のグルテンフリーも、グルテン不耐やアレルギーが西洋人に多いことから出てきた食事法ではあります。どういう地域的・民族的背景において、特定の食品がいい、あるいは悪いとされているのかまで見なくては、その情報が自分に対してどのような意味をもつのかを、適切に判断することはできないのです。

それに加えて、栄養学はファクターが多いことや、研究の制限が多くとても難しい学問で、**専門家でもなかなか断言はしません**。

そういう状況では、現状の最適に近い解は、バランスよく量もちょうどいいものをおいしく食べるということだと思います。

じゃあ、コーヒーは量を控えたほうがいい？

コーヒーに含まれるカフェインには、覚醒作用や利尿作用などがあります。実はカフェインは劇薬に指定されていて、とりすぎると頭痛が生じたり中毒になったりする場合もあります。こうした作用があることは事実ですが、長期間にわたり日常的に飲んでいるとどうなるのかは、実はまだ結論と言うほどにはよくわかっていません。コーヒー中のカフェイン以外の成分についても研究は十分ではないのです。

「コーヒーを1日1杯程度飲む人は死亡率が低い」という研究もあれば、「コーヒーを1日2杯以上飲む人は膵臓癌になりやすいかも」ということを示唆する研究もあったりします。

カフェインについてはお茶などにも含まれます。コーヒーに限った研究だけでは、そこで指摘されている効果がカフェインのものであるとは医学的に言いきれません。

よくも悪くも食べものを神聖化しないこと。少なくともカフェインは、わずかでもとってはいけない猛毒ではないことはたしかです。

カフェインにどういう効果があるのかはさておき、コーヒーやお茶が好きならば、嗜好品として楽しむ。**コーヒーやお茶を飲みすぎたときに手が震えるとか、頭痛や胃もたれが生じる、眠れなくなるといった不具合が起こる人は、量に気をつけて楽しむ**。こういったことを基本とすれば問題ありません。

たしかに世間では「酒は百薬の長」といわれてきました。少し詳しい人ならば「適量の飲酒はむしろ健康に寄与する」ということを示すリスクの「Jカーブ説」というものをご存じかもしれません。

しかし、**少なくとも肉体の健康における飲酒の良い効果は、現代医学ではほぼ完全に否定されつつあります**[4]。お酒が好きな人には残念なお知らせとなってしまいますが……アルコールは「量」の問題ではなく、たった一滴から健康にとってリスクとなりえるのですね。

また、妊婦さんはお酒を飲まないようにしましょう。大量に飲むと、胎児性アルコール症候群（Fetal Alcohol Syndrome：FAS）といって胎児に障害が起こる可能性があります。

結論　明確な毒以外で「食べてはいけないもの」はない

「ファスティング」や「サプリメント」は効果あり？

一定時間食事を断つ「ファスティング」は、医学的には評価がしっかり定まっていない手法です。研究はされています。**短期間のファスティングによって栄養状態がよくなる、糖尿病を改善できるのではないか、といった研究成果が話題になることもありますが、まだまだデータが全く不足している**というのが現状です。

世間に流布している説で現状明確に否定できることがあります。それは「ファスティングのデトックス効果」にまつわるものです。食を断つことで大腸にこびりついている便、いわゆる「宿便」が出ることでデトックスされるといったような言説です。しかしこれはトンデモ医学から出た都市伝説です。また、ファスティングをした後に酵素を取り入れるといいと主張する「酵素栄養学」というものもありますが、酵素はもともと人体に山のようにあるため、酵素を含む食品を食べても意味はありません。

---

4 Lancet. 2018:391(10129):1513-1523、Lancet. 2018:392:1015-1035. など

それでも「なんか腸が汚れている気がする、きれいにしたい」というのなら、もっといい方法があります。下部消化管（大腸）内視鏡検査を受けることです。検査前には大量に下剤を渡されますし、検査中も残った便汁を吸引しながら内視鏡を通しますから、正真正銘の「ツルッツルの腸」になります。病気の有無のチェックもできて一石二鳥です。

ファスティングの健康への効果・影響はいまだ科学的根拠が少ないですが「極端なデトックス効果」なんてものは「ない」といえます。そんなふうに、評価が定まっていないものを実践するより、もっと重要なことがあります。それは、日々の**本物の「デトックス」である体の本来の機能がきちんと行われるよう、体調を整える**ことです。

体の「デトックス」機能のなかでも、生活習慣のなかで整えやすいのは排便機能です。というよりも排便機能以外の「デトックス機能」は調整しようがありません。便通が悪くなると腸内環境が乱れ、ガスが溜まりやすくなったり、肌が荒れたりしますね。つまりは、まず「便秘」を解消し、便通をよくしようということなのです。そのために、食物繊維に富む野菜を食べる。運動習慣を持つ。そして水分もマメに補給する。**「食を断つ」よりも、このように「賢く食べる」「生活習慣を整える」ということのほうが重要**です。

ファスティングで「集中力が高まる」「やせる」というのもウソ？

そういうこともあるでしょう。何しろ食べないわけですから、一時的に、飢えた動物が獲物を探すときのような覚醒状態になっても不思議はありません。強いてその状態をつくりたいというのなら止めはしませんが……。

では、ファスティングをダイエット目的で行うのはどうでしょうか。一定期間食べなければ「摂取量より消費量が大きくなる」ので、体重が落ちる。これは当然です。ただし問題は「何が落ちるのか」です。**栄養補給が絶たれると、脂肪だけでなく筋肉も落ちてしまう**のです。これは好ましいことではありません。そもそもダイエットというのは体重が減るだけで成功なのでしょうか。どのぐらいやせているのが理想かというのは難しい話ですが、自分の中の「ボディイメージ」が歪《ゆが》んでしまうと、いくらやせてもやせ足りないと考えてしまうことがあります。こういった思考を訂正するのはかなり難しく、拒食症などの治療困難の原因の一つであったりします。

筋肉の量が落ちて基礎代謝が低下すれば、かえって太りやすくなっても不思議はありません。ファスティング後に空腹からの反動で食べすぎてしまったら、あっという間にリバウンドしてしまうでしょう。だからといって、「体がボロボロになって病気にかかりやすくなる」といった話ではないのですが、ファスティングがダイエット法として「コスパが

5　と、書きましたが、そういう目的で検査を受けてはいけません！

よい」かどうかも疑問というわけです。

栄養補助として「サプリメント」を飲むのはどうですか？

サプリメント大国のアメリカはもとより、日本でもサプリメントで足りない栄養を補充しようという人は多いようです。現代人はビタミンCが足りない！　カルシウムが足りない！　マグネシウムが足りない！　必要十分な栄養を食事だけでは補いきれない！……などと、不安を煽《あお》ってものを売りつけようとする人もたくさんいます。何かを売りたい人たちは言い方が過剰になるので、まず、こうした宣伝文句に踊らされないことは重要です。

たしかに、かつては栄養不良による疾患は問題でした。たとえば、ビタミンB_1不足による脚気は国民病ともいわれていました。旧日本海軍軍医の高木兼寛は脚気《かっけ》の原因を白米主食の食事であると見抜き、食事を洋食などにすることで改善させました。一方、陸軍軍医の森林太郎（森鷗外）は「脚気菌」という菌が原因であるとして食事改善をせず、日露戦争においては陸軍兵士が3万人近くも脚気で死亡したとされています。このように、日本においても数十年前までは栄養不足は命に関わる問題だったわけです。

もし本当に食事で必要な栄養を補えていないのなら、その第一の理由は「ちゃんと食べていないから」または「病気などで十分に栄養が吸収できていないから」でしょう。**バラ**

ンスよく十分な量を食べていれば、現代人は、まずは体に必要な栄養素は補えるのです。
サプリメントは、いわば特定の栄養素を人工的に凝縮したものですから、状況によっては、なんらかの突出した作用は起こりえます。ただ、大きな作用はない可能性が高いです。なぜなら、強い作用があれば、それは医薬品として承認されなくてはいけないからです。[6]
必要なだけの栄養補給に加えて、たとえば、肌の「シミ」を薄くしたい、肌荒れを改善したいというときに、食事にプラスしてビタミンCなどのサプリを飲むのは1つの方法ではあります。
ただしサプリでビタミンCを飲みすぎると胃腸が荒れ、かえって肌が荒れてしまう場合もあります。一部のサプリでは一時的な、またはある一定の効果を期待できなくはないけれど、副作用のような弊害が起こることも考えられるのです。
そもそも、しっかりとした食生活を心がけていれば、強いて何か補充する必要はほとんどの場合はありません。サプリメントとは、総じて、そんな程度のものなのです。
ただ、**例外はあり、サプリメントが必要な人はいます。妊娠前〜妊娠中期の女性です。**[7]
お腹の赤ちゃんの神経管の発達には「葉酸」という栄養素が欠かせません。サプリによる葉酸の補充は、赤ちゃんの二分脊椎《にぶんせきつい》症（脊椎の形成が不十分なためにさまざまな神経障害

6　一方、安全性も証明は十分とはいえないこともあります。
7　妊娠する可能性がある女性については飲んでよいでしょう。

が生じる先天性疾患）のリスクを下げることなどもわかっています。ですから、妊娠を計画している女性、妊娠初期〜中期の女性には特に葉酸サプリをおすすめします。

もう1つ挙げるとすると、**服用を検討してもいいサプリはビタミンD**でしょう。ビタミンDは骨を丈夫にすることに役立つほか、風邪やアレルギー症状を抑える可能性があるなど、いくつかの効果があるかもといわれています。

ビタミンDは魚類などにも多く含まれており、また、太陽の光に当たることで、皮膚で活性化したものが生成されます。したがって、バランスのいい食事をして、毎日、一定時間（数分から30分程度）日に当たっていれば基本的に十分なはずなのですが、時と場合によっては足りなくなることがあります。実際、最近の調査で、日本でもビタミンDの血中の値が低い人が多いということもわかってきています。[8]食生活以外にも、たとえば日照時間が短い地域や冬季などが原因になるわけです。

ビタミンDは、妊娠前〜妊娠中期の葉酸サプリより重要度は低いかもしれませんが、補充してもそんなに悪いこともないというのはわかっているので[9]、気になる人は、市販のサプリを試してみてもいいのかもしれません。

しかし、ビタミンAだと話は別です。**サプリにより妊婦さんがとった大量のビタミンAによって胎児に奇形が増えることなどが報告されています**。食事によるビタミンAの摂取では報告されていないので、「サプリ」という補充の仕方がよくないのかもしれません。

また、はっきりとした結果は多くは出ていませんが、**サプリは癌治療に有害な影響を与える場合がある可能性もあります**。

サプリについては、とにかく原価が安く、作用はあまりなく、副作用もあまりないと思われがちで、人生や体に「何かが足りない」と感じている人の心の隙間にフィットしやすく、市場規模も大きく業者も多いことなどから、インフルエンサーなども巻き込んで多くの人が、健康増進や美容も含めてこの領域で売り込みを行っています。典型的な情報弱者ビジネスですね。そういった情弱ビジネスに取り込まれないためにも、バランスの良い食事、運動習慣、充実した生活、「隙間」のない心の健康を保ちたいものです。

結論 「ファスティング」も「サプリメント」も妄信しすぎてはいけない

8 The Journal of Nutrition, Volume 153, Issue 4, p1253 など
9 ただしとりすぎはよくありません。「適量」であることが重要です。

メンタルは「気合いと根性」では守れない

肉体の健康と同じくらい、精神の健康も大切です。前に紹介したＷＨＯの「健康」の定義にも「精神が良好な状態であること」が含まれていました。生活習慣に気を配って肉体を良好に保つように、**精神の状態を良好に保つためにも、まずはリラックス習慣を取り入れる、あまり無理を重ねないなど、日常生活上の工夫が必要**です。

そして、もし不調や病気になってしまったら、迷わず専門家の力を借りて治していく。この点も体の健康と変わりません。

心の病気の種類もさまざまです。気分障害、適応障害、産後うつなど一過性のうつ病のように、一度治ってしまえば基本的にはあまり問題のない病気もあれば、薬を飲みつつ長い付き合いになる病気もあります。

また、精神の問題だと思っていたら肉体の問題、たとえば脳の腫瘍や代謝疾患が隠れていたという場合もありますから、自己診断は禁物です。いずれにせよ精神科医の診断を受けることが最優先です。

心の健康って、測りづらくないですか？

そうなんですよね。たしかに、精神は肉体よりも客観的に状態を測りづらい。肉体の不具合とは臓器や器官の不具合であり、たいていの異常は目で見たり考えられる数値にしたりすることで確認できます。

一方、精神の不具合は言動や態度、表情の変化として現れますが、感情はもともとつねに揺れ動いています。こうした変化では時に「正常な状態」「異常な状態」の線引きが明確でなく、グレーゾーンがありますよね。昨日はずっしり気持ちが落ち込み、この世の終わりのような気がしていたのに、一晩寝たらケロッと気持ちが軽くなっていた。このように、一時的に落ち込んだとしても、すぐに自然と回復するのなら問題ない場合があるでしょう。

ところが、**ちっとも気分が晴れず、落ち込んだ状態が続くようならグレーゾーン、さらには外に出たくない、誰にも会いたくない、あるいは過食や拒食などの行動異常が現れ出したら、いよいよ危険信号……という具合に判断していく**しかありません。

これに加えて、肉体の個体差とは比にならないほど、精神のあり方は個人差が大きいというのも難しいところです。

たとえば、幸せの定義は人によって違いますよね。お天気がいいだけで幸せになれる人もいれば、ほとんど何も幸せを見出せない人もいます。肉体的な病気があっても日々、幸せを感じられる人もいれば、肉体的には健康そのものなのに不幸感が強い人もいます。性格やストレス耐性も人によって違います。「10」ほど無理しても大丈夫な人もいれば、「1」ほど無理しただけで精神的に耐えられなくなってしまう人もいます。「死ね」と言われてもまったく大丈夫な人もいれば、傷ついてしまう人もいます。そんなこんなで、精神の状態は客観的・科学的に定義することが難しいのは事実です。

心・精神とは、かくもつかみどころがないように見えるものですが、「精神を病む」というのは、実際、誰の身にも起こりうることです。まず重要なのは、「誰もが精神の病気になる場合がある」と認識すること、そして何かしら、**少しでも異常な状態が続いたら、決して自己診断せずに、専門家、すなわち精神科を受診する**ことです。

精神科、正直ちょっと抵抗があるのですが……

そうなんですよね。心療内科や「もう少しライトな印象のあるカウンセラーではダメなの？」と思ったかもしれませんね。

アメリカではカウンセリングや精神分析療法がとても盛んです。カウンセラーの他に精神科医のサポートをする心理士なども多くいます。いずれも専門家としての地位は高く、精神科医に並ぶほど十分な報酬を得ている人が大半です。そういうなかで、カウンセラー、心理士、精神科医、それぞれがプロフェッショナルとしての役割を果たしつつ患者を支えるという、合理的な分業体制が確立されている面があるわけです。

対して、日本の精神医療分野はまだまだ整備不足かもしれません。まず、心療内科は心や脳の機能の問題によって体に不調が出たときに診てもらう科なので、精神科とは分けて考えるのがいいでしょう。カウンセリングについては、精神分析の手法などにしっかりした根拠があるかが判断しづらく安心して任せていいかどうかを見極めにくい面があります。その点、**精神科医は確実に国家資格を持つ「医師」ですから、やはり日本では「まずはカウンセラーや精神分析など」ではなく「精神科」をおすすめしたい**のです。

そもそも精神科に行くことに抵抗があるのは、精神科や精神科にかかっている人に対する差別や偏見のようなものがあるからではないでしょうか。

精神的な不調の原因はストレスだけではありませんが、ストレスが一切ない人なんて、おそらくいません。では、そのストレスは、どの程度のものか。自分でバランスをとれる程度のものなのか。それとも、すでに限界にまで追い込まれているのか。あるいは思い当たる明確な要因はなく、ただただ気持ちが鬱々とするのか。何を幸せと感じ、不幸と感じるのかも、どの程度のストレスならば耐えられるのかも三者三様です。なので、他者と比べてどうかではなく、自分自身が「なんか最近、おかしいな」と思ったら我慢しないでください。そういうときに、しかるべきところにヘルプを出せるかどうかで、その先の人生の明暗が分かれかねないのです。

もちろん、ストレスは関係なく脳の不調により症状が出ていることもあります。生理前の月経前症候群（ＰＭＳ）、閉経によるホルモンバランスの変化から起こる更年期障害から、うつ病、適応障害、全般性不安障害、強迫性神経症など、双極性障害、統合失調症そして発達障害などなどまで、最終的に精神が不調になってかかる可能性のある病気にもいろいろとあります。これらは脳の機能の不調ともいえます。

いつものストレス解消法でも効き目が出ない、「なんかおかしいな」と感じる気分の状態は、ひょっとしたら、こうした病気のサインかもしれません。そうなると医療の出番です。まず日常生活上の一次予防に取り組み、次に早期発見、早期治療の二次予防、さらには社会生活への復帰と再発予防の三次予防という予防の定義は、精神医療にも完全に当てはまることなのです。

長い間落ち込んで何もやる気が起こらないのは、自分が「弱い」から？

いいえ、そう決めつけるのは違います。なんでもかんでも気合いと根性で何とかなるものではありません。

まず精神科に行ってみて「問題なし」となって気持ちが軽くなれば、それはそれでいい。大丈夫だなと確信が持てるのであれば一度の受診でおしまいにすればいいのです。そう考えれば、もう少し気楽に構えて、精神科を受診してもいい気がしてきませんか？

体とまったく同様、適切な医療の手を借りることが重要です。そして必要ならば適切な治療を受けながら、精神の状態を回復させていく。場合によっては、どんなときに症状が現れるのか、どうしたら軽減するのかという傾向と対策を見出し、付き合い方を身につけていきます。こうして、精神の良好な状態が少しでも長続きするようにしていくというのが、最も健全かつ有効な方法なのです。

結論　精神の状態は判断しづらい。おかしいと思ったら気軽に受診を

ストレスを抱え込まない習慣

まず大切なことですが、心や精神の不調すべてがストレスが原因というわけではありません。ただ、ストレスのコントロールはとても大切です。

「ストレスで胃に穴が開く」なんていいますが、実際、強い精神的ストレスがかかると、胃が痛くなったりしますよね。これは実際に医療のガイドラインでも言及されています。動悸が激しくなって血圧が上がったり、手が震えたり、頭痛が生じたりすることもあります。長い間強いストレスがあることで、胃潰瘍や十二指腸潰瘍になる場合も少なくありません。

ストレスって実際、どれくらい体によくないの?

これは難しいところです。どれくらい、というのが難しい。客観的なストレスの指標がないですし、長期的なストレスが体にどう作用するのかまでは、厳密には実はまだ解明されていません。なぜなら、何が精神的ストレスとなるのかは人によって異なるうえに、それを長期間にわたり観察することが難しいからです。**「これくらいのストレスが、これくらい続くと、こういう不具合が起こる」ということを、客観的に数値化することができない**のです。

そこを解明しようという研究は、さまざまなアプローチで続けられています。一例を挙げると、一親等以内の親族が亡くなったときのストレスの程度を測り、これを基準にしていろいろな事象を観察するという実験があったりします。ただしこれも、たとえば親子関係が悪い場合と良好な場合とで大きく異なるでしょう。やはり客観化が難しいんですね。それに個々人でストレス耐性には差があります。

このようにストレスの度合いを客観的に評価できないため、いかにストレスが病気につながりやすいのかについても、はっきりしたことは言えないのです。ストレスと寿命の相関性などもわかりません。ストレスというものはたしかにある。そして過度なストレスは、間違いなく体に悪影響を及ぼすだろうとはいえるのでしょうが、その程度などを実証するとなると難しいというわけです。

決して強がってストレスを1人で抱えたりせず、早めに「SOS」を出す。これが自分を守るための心得です。ストレスによるダメージを押し隠して我慢し続けるのはよくありません。

夜眠れない、朝に起きられない、食欲が出ない、食べすぎる、体力が出なくて動くのが億劫《おっくう》……といった肉体的症状が現れており、ストレスとの関連性が思い当たるのなら、しかるべき人、機関などに助けを求めましょう。**信頼できる人に胸の内を話すだけでも、気持ちが軽くなって肉体の症状も改善することがあります**。無自覚な行動、言動や表情の異常を身近な人が察知してくれて、初めてストレス要因に気づき、距離を置くなどの対処ができる場合もあります。

　このように自分と周りで対処、解決できることもあれば、どうしようもないこともある。そんなときのために、精神科や心療内科があるのです。

ストレスはどうやって解消すればいいでしょうか？

　まず、精神的なストレスは一概に悪とは言い切れません。種類と程度によっては日々の張り合いとなるものです。たとえば大きな仕事を任されたというのも精神的ストレスの一種です。そこで奮起して成果を出すというのは、仕事をする人ならば、きっと誰もが体験したことがあるでしょう。

　仕事だけではありません。思いを寄せる人と初めて一緒に出かけることになり、ドキドキ、ワクワクしながら何を着て行こうか、どんなことを話そうかと気持ちが高ぶるのもまた精神的ストレスです。精神的ストレスが一切ない生活では、何の張り合いもなく、充実度の低い人生になりかねないですよね。

対処しなくてはいけないのは、**明らかに自分にマイナスの影響を及ぼしている精神的ストレスです**。仕事が忙しすぎて全然休めない、上司と折り合いが悪すぎる、家族や友人などの人間関係が面倒で気が重い……。こうした精神的ストレスについては、軽減、解消する工夫が必要です。

ストレス要因を取り除くことができるのなら、それがベストでしょう。仕事上のストレスならば、職場環境の改善や適切な休みをとれるよう上司にかけ合う、転職や転属願いを出す、人間関係上のストレスならば相手から距離を置く、などが考えられますよね。しかし精神的ストレスの要因を完全に遮断するというのは、医学的ではなく社会的なアクションですから、難しい場合も多いでしょう。そうなると、**ストレス要因を抱えつつも、少しでもリフレッシュする習慣を持つことが大切**です。

実は私も、長い間うつ病を患っている一人です。高校生ごろに発症してから、治療により現在はあまり悪い状況になることはないのですが、自分なりに気分の落ち込みを改善する方法を長く模索してきました。

医学的根拠があると断言はできないのですが、私の個人的な体験からおすすめしたいのは、第1に寝ること、第2に調子がよければ体を適度に動かすこと、そして第3にできればおいしいものを食べることです。

シンプルすぎて驚かれたかもしれません。他にもペットと触れ合う、大切な人と一緒に過ごす時間を持つ、趣味の時間をつくるなど、できることはたくさんありますが、生理的な面では今挙げた3つ、特に睡眠・休養と適度な運動が重要だと感じています。

ただし、3つめの「おいしいものを食べる」というのは、実は少し注意が必要です。食に依存すると過食に走ってしまうなど、摂食障害になってしまう恐れがあります。**食はサブに位置づけ、まず睡眠と運動を基本とするといいの**でしょう。

また、運動が過度になるという人は少ないとは思うのですが、念のため、注意しておきます。毎日のように激しい筋トレをしたり、何十キロも走ったりするのは、普通は明らかにやりすぎです。目安は、筋トレならば週に数回、長くても30分~1時間程度。急にランニングを始めるのは負担が大きいので、毎日、数十分程度のウォーキングをするくらいから始めるくらいがちょうどいいでしょう。

「何時間睡眠」がいちばんいいんでしょうか?

適切な睡眠時間についてもいろいろな議論がありますが、大人では、**医学的には毎日7~8時間以上の睡眠が適切であろう**とは指摘されています。朝、スッキリと目覚めて、前日の疲れがとれていると感じられたら、睡眠の量、質ともに十分だったとみなせるでしょう。

ちなみに、睡眠時間が極端に短くて済む「ショートスリーパー体質」があるというのは都市伝説です。「毎日、3時間しか寝ていない」という人も、おそらく日中のどこかで仮眠をとっているか、集中力の低下を招いているはずです。

このように、睡眠についてはまだまだ未知な部分が多い領域ですが、睡眠医学といって、盛んに研究されている領域でもあります。

おそらく「夜型人間」「朝型人間」というような傾向は実際に存在するでしょう。しかし、どういう因果で「朝型」になるのか、「夜型」になるのかは科学的には十分には解明されていないようです。一般的には「年を取ると早起きになる」といわれていますし、精神疾患との関係が報告されていたりしますが、何歳になっても朝型にならない人もいます。そうかと思えば、若いうちから朝型という人もいる。このように個人差が大きいため、簡単・単純に一般化することは難しいのです。

現時点で明確に言えるのは、**「朝に目覚め、日中は活動し、夜は眠る」という基本的なリズムが崩れるのは、なるべく避けたい**ということです。早朝のほうが活動しやすい、夜遅くのほうが活動しやすいという人も、いつ活動し、いつ休むかというリズムは崩さないように心がけましょう。

昼夜逆転、やっぱりよくないの？

若いうちは多少の無理がきいても、年を重ねるにつれて、睡眠リズムの乱れが睡眠障害など本格的な不調、病気につながりやすくなる可能性は否定できません。睡眠障害は高血圧、糖尿病などの生活習慣病を誘発するともいわれています。

もちろん、昼夜逆生活でも、特には支障が出ない人もいます。完全に夜型の生活になっているからといって、有意に病気のリスクが高まるという科学的根拠が明確に示されているわけでもありません。

とはいえ、もし昼夜逆転生活によって不眠その他の不具合を感じるようなら、それはそれで問題といわねばなりません。**タイムシフト制など、生活のリズムが不規則になる職業では心筋梗塞などの病気が増えることもわかっています**。病気とはいえないまでも不健康な状態。睡眠のリズムが正しいのに越したことはありません。

結論 **ストレス解消は睡眠と運動をメインに食事をサブに位置づけるぐらいがおすすめ**

「精神科」の賢い選び方・通い方とは？

自分の精神状態に異常を感じたら、迷わず精神科を受診する。そうはいっても、おそらく精神科になじみのない人が大半でしょう。どうやって門を叩いたらよいのか……、医師の良し悪しを見極めたらいいのか……。そう思うはずです。

しかし、基本的な選び方は、体の不調で医師を訪ねるときと変わりません。精神医学にも日本精神神経学会という学会があり、個々の精神疾患・障害についてだいたいの標準治療を示しています。まずはその標準治療から外れたことをしていないかどうか、そこが重要です。なかなか客観的な標準化は難しい領域ではありますが、エビデンスの蓄積もかなり進んできています。

そのうえで、精神科に特有の要素として、治療者との「相性」の面を考えます。内科医や外科医、整形外科医などでは診断と治療の技術が何よりの大切な要素である一方、**精神科医の場合は、それに加えて「『安心して』話ができること」も欠かせません**。相性は話してみないとわかりませんね。こればっかりは客観的な指標がないので、会ってみてから自分の感覚も駆使して見極めることになります。

また、精神的に参っていると遠くまで通うのは難しいものです。したがって多くの場合**「無理なく通える」というのも必要条件になりますから、時間的、地理的に通いやすい精神科の中から、相性的にも見合いそうな医師を選ぶといい**でしょう。

前項でも述べたように、まずカウンセラーに行ってみるというのは、日本においてはあまり積極的にはおすすめしません。でも、逆の順序ならばありえます。たとえば精神科で「ただちに投薬治療などは必要ないが、経過観察として定期的にカウンセリングの専門家に話す機会を持つことが望ましい」などとされるケースがあります。つまり自分の判断ではなく、医師の指示のもとで通うのならば、カウンセリング（や精神分析）が役立つ可能性もあるということです。

精神科に行く、行かない、どう判断すればいい？

単なる「気の持ちよう」の問題や性格的な悩みならば、精神科に行かずとも自分で何とかできる場合もあるのでしょうね。

たとえば、人一倍、周囲の空気を察知しやすく、周りの人の気分などに過剰に影響されてしまう「ＨＳＰ」、いわゆる「繊細さん」が一部界隈《かいわい》で話題になっています。ただ、「Ｈ

ＳＰ」という用語が検証不十分なまま一人歩きしすぎているので、個人的にはあまり信じすぎないほうがいいと思います。性格は人によって違います。敏感な人、感じやすい人もいれば、鈍感な人、図太い人もいる。「ＨＳＰ」というのは、いろんな性格があるなかで、繊細で感じやすい人に特別な呼び名を与えただけのことでしょう。**医学的に認められた概念ではまったくありません**。ただこうした「ラベリング」をされることで、気が楽になる人や、より生きやすくなる人が一定数いるというのは事実でしょう。いつも周囲の人たちの機嫌や反応を気にしていて、「なんでもっと気軽に人と付き合えないんだろう」と悩んでいる人が、「ＨＳＰ」という言葉に出会ったとします。すると「そうか、私が悪いんじゃなくて、『ＨＳＰ』という性質のせいなんだ」とホッとする。ついでに、「ＨＳＰ」を銘打った指南本などに従って、傾向と対策を立てられるようになる、という具合です。

これはなにも「ＨＳＰ」に限った話ではなく、たとえば「いつも余計なことを言う人」が「Ｉ（いつも）Ｙ（余計なことを言う）Ｐ（パーソン）」というラベリングをされたら、やっぱり「そうか」となって安心して、傾向を知り対策を立てられるようになるかもしれません。「あなたは悪くない、ただ、そういう性質があるだけなんですよ」と安心させてもらって、「その性質の人は、こうしてみてください」というアドバイスに従う。

これはもはや医学ではなく、自己啓発の域ですね。とりたてて大きな弊害があるわけでもないので、まあ、世間的にはナシではない程度のものですが、病気だと思ってしまうと行きすぎです。

「性格」上の軽度な悩みなら、人に相談するなり本を読むなりして対処法を磨き、上手につき合っていく道を探っていくことが悪いわけではありません。医学的に完全に認められる本でなくても、自分を客観的に捉え直し、対処法を身につけるなどによって、悩みを解消していけるなら、参考程度に読むぶんにはいいでしょう。

しかし、ある種の「性格的な難しさ」というのが、それだけではすまされないほど極端なレベルになると、精神医学の力を借りたほうがいい。「ＨＳＰ」と自分を思っている人にしても「周囲の顔色をうかがってばかりいる」というのが行きすぎて、自分の精神状態や周囲との関係性、社会生活に重大な支障が生じるくらいであれば、自分で対処しようとするのは危険です。他の精神疾患が関係している場合もあるでしょう。そういうときは迷わず精神科を受診してください。

でも「精神科」って、あまり見かけない気がします

なるほど、たしかに「精神科」を掲げている病院を見つけるのが難しいこともあるかもしれません。日本では精神科に対する先入観が根強いせいなのか、「メンタルクリニック」といったオブラートに包んだ看板を掲げているところも多いようです。ちゃんとした

精神科医を探すには、どうしたらいいか。

そこで一つ目安となるのは、「精神保健指定医」です。

精神保健指定医とは、次の要件に該当する医師のうち、「精神保健及び精神障害者福祉に関する法律」の第19条の4（精神障害発症者の強制入院の判断など）に該当する職務を行うのに必要な知識と技能を持つと認められた医師のことです。

（1）5年以上の診断または治療に従事した経験を持つこと

（2）3年以上の精神障害の診断または治療に従事した経験を持つこと

（3）厚生労働大臣が定める精神障害につき、厚生労働大臣が定める程度の診断または治療に従事した経験を持つこと

（4）厚生労働大臣の登録を受けた者が厚生労働省令で定めているところにより行う研修（申請前三年以内に行われたものに限る）の課程を修了していること

要するに、精神科医として十分な経験を積み、診断と治療のスキルがあると厚労省に認定された医師ということですね。**精神保健指定医でなくてはダメということではありませんが、少なくとも訓練されている精神科医であるかどうかという1つのバロメーターにはなります**。

言動がおかしい、顔色が悪く元気がない状態が続いているなど、周りの人が精神的に参っているように見えたら、精神科の受診を促せればよいですね。しかし、いきなり精神科

に橋渡しするのは極端に思えるかもしれません。そうなると、まず相談に乗ろうとしたり、とりあえず休職をすすめたりしたくなるのでしょうが、素人判断は気をつけてください。なぜなら、周囲から見て明らかにおかしくなっているというのは、なんらかの精神障害がかなり進んでいるサインである場合もあるからです。すでに精神科にかかるべきレベルにあるということがあります。

介護と同じで、寄り添って何とかしようとすることで、共倒れになってしまうかもしれません。最悪のケースになると、ある日突然、自殺してしまい、責任に苛まれるということも起こりえます。周囲には突然に思えても、本人としてはつじつまが合っていて、日々、一段一段、その選択へと進んだ最終的な結果だということもあります。そんな事態は絶対に避けたいですよね。ならば素人で対処している暇はありません。

休職を安易におすすめしないのも、休んでいる間に人知れずさらに病んでしまう可能性を排除できないからです。異変に気づいたなら精神科の受診をなんとかうまく促し、そして受診まで見届けるのがよいだろうとはいえます。

一般の人にできることは限られていると考え、適度な距離感のある、専門家の目で評価してもらって対処したほうがよいことも多いでしょう。

「精神科に行ってみたら?」なんて言えません……

はい、実際に精神科の受診を促すとなると難しいというのは、理解できます。はっきりと伝えることができたとしても、本人が行くことを拒否したら、専門家の介入なしに症状の進行が放置されてしまいます。

本人が、病的な状態にあるかどうかを自覚していることを「病識」があると言います。病識や疾病意識といって、自分自身の状態を判断すること・認知することはなかなか難しい問題ではあります。

いくつか工夫できる点はあります。相手が部下などならば、上司としてすすめる。同僚や後輩なら上司から伝えてもらう。それでも受診しなかったら、ご家族に伝えて話をしてもらう。**それぞれの状況や性格を見ながらにはなりますが、伝えるべきことを伝える工夫は重要ですね**。あるいは産業医がいる企業ならば、まずそれとなく産業医のもとに導くというのは、比較的ハードルが低いのではないでしょうか。そこで精神科へと誘導してもらえれば、より確実に受診につなげることができるはずです。

さらに深刻な場合、たとえば自傷や他害行為がみられたら、もはやそれは「行政マター」です。警察、精神保健指定医のもとで、知事命令により入院させる「緊急措置入院」

などという、より強い判断が必要になることがあります。そこまでのケースが身近で起こるとは想像できないかもしれませんが、可能性はゼロではありません。いざとなったら警察に通報するほかないということも頭に入れておいてください。

結論　精神科医とは「安心して話をできること」も大切

5
時間目

後悔しない「情報の集め方」と「医療への頼り方」

「権威主義」「属人主義」から抜け出す

何か健康について疑問や不安が生じたとき、まず行うのは情報収集ですね。そこで問題となるのが、どのような情報源から情報を得るか、得た情報をどのように受け止めるかです。

ここで伝えたいのは**「権威主義」と「属人主義」を脱しよう、向こうからやってくる情報は怪しもう**ということです。「○○という組織の誰々が言っているから正しい」「○○の権威である誰々が言うのだから間違いない」という姿勢で情報に接するのは、実はとても危険なことなのです。言うまでもないと思いますが、「テレビで言っていたから」「新聞に載っていたから」などの理由で信じてしまうのは論外です。権威などに引っ張られて信用してしまうことをハロー効果と言います。教授・名誉教授という肩書きや、ノーベル賞などと聞くと「すごい」と感じてしまい信じてしまうという効果ですね。

そうはいっても私たち、素人ですから……

はい、たしかにみなさんの多くは医学の素人かもしれません。情報の信憑性《しんぴょうせい》は「誰が言っているのか」で見極めるしかないのでは？　と思った人もいるに違いありません。餅は餅屋。たとえば、魚のことは魚屋さんに聞く、野菜のことは八百屋さんに聞く。何事においても専門家の情報を求めるというのが、基本的にはまともな情報収集法とはいえます。

ですから、医師ではない人が言っていることよりも、医師が言っていることのほうが信用できるというのは、たしかに初歩としては真っ当な見極め方といっていいでしょう。でも「あのお医者さんが言っているから絶対正しい」となるとどうでしょう。ちょっと危険な匂いがしてきます。

私が警鐘を鳴らしたい権威主義・属人主義とはこういうことです。何か1つの権威的組織、あるいは誰か1人の権威的人物や権威的な資格の保有者だけに情報源を求め、そこで言われることはすべて正しい……。そんな姿勢だと、思わぬ落とし穴にハマる危険があるのです。

医学は自然科学の一種であり、自然科学に関わる人間の認識は絶えず「正しいこと」が更新されていっています。昨日は「正しい」とされていたことが、新たな発見によってくつがえされる。そういうこともあるような、積み重ねや修正によって自然科学は発展してきました。医学もそうです。

つまり、**今、どれほど権威のある人が言っていることでも「ずっと100パーセント正しい」という保証はもちろんどこにもない**。そして、そのとき正しくても明日以降もずっとそれが正しいとは限らない。したがって、いつでも、つねに、しっかり検証することや疑ってみるという姿勢は欠かせません。

たとえば、ノーベル賞は基礎的な研究を中心に与えられる賞で、狭い範囲の専門分野を突き詰めた人がもらうことが多いものです。科学や政策全般を語らせると頓珍漢でずれていることが多いように思えるのがノーベル賞受賞者であったりもします。受賞者を科学のスーパーマスターとは思わないことが肝要です。もちろん権威ある人が間違っていることや、実は悪い人、ということはしょっちゅうあります。

それを言うなら、もちろん、本書を書いている私についても同様です。「アメリカの権威ある研究所で働いた病理医をしている峰宗太郎が言っているから正しい」などとは何があっても決して考えないでもらいたいのです。

結局、誰が言っていることを信じたらいいの？

結論から言いましょう。この世に「絶対に信じていい『情報源』」など存在しません。したがって**「誰の言っていることを信じたらいいの？」という問い自体、情報の扱い方をわかっていない**ことになってしまうのです。

逆に、ものや情報を「売る側」の心理・思考から考えてみましょう。マーケティングの本やGoogle検索の指針などを読んでもらいたいのですが、人を惹《ひ》きつける、人にものを売るための重要なトリックのひとつは「権威性」を信じさせることなのです。権威があると思わせる、情報は中身ではなく誰が言っているかで信用させる、というのがテクニックや売るための原則として取り入れられている領域があるのです。

他に、意外かもしれませんが「大学などのアカデミア」でもこういう態度の人がいたりします。科学の内容の議論をしているのに、ポストや立場、業績などを振り回すような人ですね。典型的な権威主義、マウンティングのようなくだらないやり方ですが、言説や情報の中身で勝負していないかわいそうな人というのはたとえ偉くてもいます。

情報において、つねに問われるべきは「どこから出た情報か」「誰が出している情報か」ではなく「情報の中身そのもの」です。

その情報は、どんな根拠、どんな裏づけにもとづき、どのようなロジックで、いかに判断して結論づけられたものなのか。そもそも、そのプロセスがしっかり筋道立てて明示されているか。こういうことを一つひとつ見極めなくては、正しい情報収集はできません。

「誰それが言っていることだから正しい」とばかりに結論だけを聞きかじるのではなく、自ら情報の内容を精査しようとする。情報の真偽とは、そこまでして初めて見抜けるものなのです。

情報を鵜呑みしてはいけないというのは、たしかに面倒な話です。「もういいや、どこそこの偉い人が言っているのだから、きっと正しいんでしょ?」と、易《やす》きに流れたくもなるでしょう。しかし、本書の読者であればきっと大丈夫だと信じています。

でも、自分で全部情報を見極めるのは大変そうです……

安心してください。「情報に対する考え方」を身につけると、このハードルは一気に下がります。

健康や医療にまつわる情報はすべてが正しいとは限りません。むしろ間違った情報やいわゆる「デマ」などの誤情報(misinformation)は多く流布されています。ネット・SNSではそういった誤情報がどこからともなく発信され、拡散されてあっという間に広がることがよくあります。結構、ネットは危ないのです。

それでは古くからあるメディアなら大丈夫かというとそんなことはまったくなく、権威性のある全国ネットのテレビや全国紙などの新聞でも、専門家から見るとこれはまずいというような誤情報が掲載されることはよくあります。地上波のメジャーな番組でもとんでもないことを言っていたりします。

さらに、メディアよりもさらに危ないのは身近な人だったりします。「私の周りでは」「私の知っている人は」などと自分の周りだけの狭い基準で話す人も多いですし、「私はワクチンを打ってないけど感染していない」といった非常に少ない事象を、主観的に強調して語ってくる人もやたらと多く、注意が必要です。

そこで、おすすめしたいのは、**最初に「公的」な情報源を「複数」検討するということです**。公的な情報というのは国の機関や国際機関、公的研究・学術機関の発信している情報、ということになります。

もちろん、公的な情報も完全無欠なわけではなく、ときに間違うことがありますし、情報が古かったりわかりにくかったり探しにくかったりすることもあるでしょう。国家によっては嘘をつくこともあります。

実際、ロシアは国家的に新型コロナワクチンについての偽情報を流していたと分析されています。しかしながら、公的な情報というのは多くの専門家の目を通っており、広く批判できる形で公開されていることがほとんどです。よって、他の情報源よりは信頼性が基本的に高いと考えられると言えるでしょう。

公的な情報源に触れる際のもう一つの重要なポイントは「複数」の情報源を確認するこ

とです。これによって、情報の間違いに気づきやすくなりますし、読み間違いや誤解を避けられる可能性が高まります。

できれば公的情報としては日本のものだけでなく海外の情報にも目を向けていただきたいと思います。日本の公的機関は海外、特にアメリカやイギリスなどに比べると充実しているとは言いがたいところがあります。

たとえば、ウェブページの作り方やSNSアカウントの運用などがあまりよくありません。アメリカのCDCなどは実にうまく情報発信をしています。**外国語は大きな壁ですが、最近では自動翻訳も使えるので、ちょっと確認してみるといった作業への障壁も下がってきている**ように思います。

健康に関する本はどう選べばいいでしょうか?

さまざまな出版社や著者が、不十分な知識やいい加減な内容の本をたくさん出し続けています。**個人的にはできれば「健康本」は買わないのがよい**と考えています。もし買うなら内容を精査する覚悟が必要ですが、これは結構骨が折れる仕事です。それでも手に取ってみようと思ったとき、以下のような「言葉」が題名や帯、「はじめに」などにあったら警戒してよいと考えています。

「劇的（に）」「奇跡・奇蹟」「最高の」「すべてが」「●●をしなさい」「××を食べなさい」「あきらめない」「自然に治る」「超△△」「□□はするな」「秘密の」「100%」「絶対」「医者が教える」「好転反応」……

なんとなく雰囲気はわかっていただけるでしょうか。要は、「断言系」や権威で信じさせようとするもの、行動に介入しようという雰囲気の強いもの、何かを買わせよう、または止めさせようというもの、内容が極端なものなどは警戒する必要があるということです。

書籍については、名医ランキングやレビューなども安易に信じないことが重要です。名医ランキング記事はお金で買えることを知っておきましょう。私のところにも見開き200万円で名医ランキング特集に記事を出しませんかという広告が、中堅出版社（新聞社系）から数回来ました。**名医ランキングは購入できてしまうのです**。ようはステルスマーケティング（ステマ）ですよね。ダマされないようにしましょう。医師はかかりつけ医に紹介してもらうほうがよいと思います。

本のレビューも同様。Amazonレビューも買えますし、「信者」のようになった人が書き込んで持ち上げたりディスったりするのが一般化しています。参考にもならないことが多いので、レビューは見なくていいでしょう。

内容を精査しないと本の価値はわかりませんが、いかにも単純でごり押ししてくるようなものや、権威を振りかざすものは、危ないのです……。

また、出版社で選ぶのもよいですね。**いい本を選ぶのではないのです。買ってはいけない本を出している会社を見極める**のです。週刊誌を出している出版社や新聞の宣伝欄で華々しく、または毒々しく宣伝している会社は避けたほうがよいように思います。平積みの本もやめておきましょう。たいてい売らんがなの本です。病名がついている本が欲しいなら、診療ガイドラインを買いましょう。

逆におすすめなのはお堅い医学系出版社の本です。医師用の教科書や医学書をたくさん出しているところなどですね。看護師さん向けの本や雑誌はイラストが多く、解説がわかりやすいものあるので、一般の人にもおすすめです。本書の最後におすすめできる本をブックリストとしてまとめています。興味ある人はチェックしてみてください。

オンライン情報の扱い方はとても難しいですね。簡単にこれがおすすめ、これはダメ、とも言いがたいのが実情です。とにかく複数の情報源をなんども比較して検討していく習慣は重要です。基本的には公的情報や学会などの情報から確認することは何度も念押しをしたいですね。ここでは1つ有用なサイトを紹介します。

もし、サプリや代替医療や統合医療に興味が湧いたのであれば「eJIM」[1]を見てみることをおすすめします。厚労省の事業でつくられているサイトですが、情報量が多くとてもわかりやすくつくられています。ここをちょっとチェックしてみるのはよいきっかけになるように思います。ネット情報との付き合い方はとても難しいです。良いサイトの紹介にも限界があります。機会があればまたそのような案内をできる本などを書きたいと思っています。

何か指針となる考え方を教えてほしいです！

それではひとつ、とても簡単な合い言葉をお伝えしておきましょう。

特にSNSでトンデモ情報に惑わされないためのひとつの合い言葉――「だ・し・い・り・た・ま・ご」です。医師の山本健人氏（外科医けいゆう）さんがよく使われています。

■「だ」誰が言っている？……属人主義は禁物とはいえ、怪しい発信者の発信は信用できませんね。公的情報から当たりましょう。

■「し」出典はある？……根拠が示されていない情報は信用できません。一次情報をしっかり検討しましょう。

1 https://www.ejim.ncgg.go.jp/public/index.html

■「い」いつ発信された？……情報の正しさはつねに移り変わります。古い情報はスルーしたほうがいい場合も多いものです。ただし、新しすぎるのも評価は難しいので、適度に蓄積するまで情報を貯めるのも大事です。

■「り」リプライ欄にどんな意見がある？……同調意見だけではなく、反対意見にもしっかり目を向けましょう。罵詈雑言や集団ヒステリーのようになっていれば離れましょう。

■「た」たたき（攻撃）が目的ではない？……特定の人物や団体、意見を叩くことを目的としている発信は、妄想に近い極端なものが多いと心得ておきましょう。

■「ま」まずはいったん保留しよう……これはとっても重要です！　どんな情報も、「まずはいったん保留」とすることで、その他の情報と比較、検証する余裕も生まれ、より冷静で適切な判断ができるようになります。

■「ご」公的情報は確認した？……情報収集の基本ですね。特にネット上は「個人の感想」「個人の妄想」がはびこっているので、決して鵜呑みにはせず、必ず公的機関の情報を確認しましょう。

もちろんこの合い言葉がすべてではありません。つねに「だしいりたまご」と心得ていても、騙される危険はゼロではない。ただし、一つの歯止め程度にはなる重要ポイントがまとまっているので、ここでお伝えしてみました。

自分の健康を守るためには「賢いアマチュア」になることが欠かせません。医学情報についていくつかの重要ポイントを知った今、賢いアマチュアになる土台は整いました。では、今までお話ししてきたことを出発点として、次からは具体的な医療の話をしていきましょう。

結論 情報は「だしいりたまご」で確認する

信頼できる医師、病院の見極め方

かかりつけのお医者さんは、いざ病気になったときに自分の体を診てくれる人ですから、信用して任せたいですよね。

残念ながら、一見、王道を歩んでいると見える町のお医者さんにも「トンデモ医」はいます。それは「新型コロナウイルスのワクチンを打ったら、かえって病気になる」なんて言い出す医師がツイッターなどにたくさん現れたことでも浮き彫りになりました。これはアメリカでも状況は似たり寄ったりで、デマを流した医師が多くいたことは研究論文でも報告されています。[2]

そんなとんでもないことを言い出す医師がいるという事実は、いかに権威主義・属人主義が危険かという一つの証しでもあります。「ワクチンを打ったら病気になる」という医師の言葉を、「お医者さんが言っているのだから正しいだろう」と受け取ったら、どうなるでしょう。ワクチン接種を避けたあげく、新型コロナウイルスに感染・発症して苦しい思いをしたり、後遺症になったり、最悪の場合、亡くなってしまったりする可能性があるわけです。

世の中には悪い人がいます。しかもいっぱいいます。健康関係や医療関係に関わる分野にもたくさんいるんです。そういった人たちはインチキやトンデモな健康・医療情報を元にさまざまな商品や施術を売りつけることで利益を得ていたり、自分の承認欲求を満たしていたりします。実際、かなり考え方がおかしくなってしまっていて、「信念」で変なことを広めている人もいます。

残念な事実ではありますが、論文をそれらしく牽強付会《けんきょうふかい》で引用して、健康や心理学などの領域で視聴数を稼ぐYouTuberなどでは極端に儲けている人もいますね。ひどい内容がほとんどですが、騙された人が訴えることも少ないようにうまくやっている人も多くいます。

トンデモといっても程度はさまざまで、大して影響がないような嘘から、命に直接関わるような大きな嘘までがあります。たとえば、インフルエンザシーズンに「紅茶でインフルエンザが防げる」というデマがテレビなどで流れました。これはヒトでの研究などが十分になされていないトンデモ情報なのですが、紅茶会社とタイアップしたテレビ番組や雑誌で多く情報が発信され、さらには一部の研究者・医師などがこれに便乗してお墨付きを

2 JAMA Netw Open. 2023;6(8):e2328928.

与えるような発言を繰り返していました。

　こうしたスポンサーの問題は極めて大きいです。私もある雑誌にインタビューを受けたときに「乳酸菌の否定だけはしないでください、スポンサーなんで」と言われて唖然《あぜん》としたことがあります。

　専門職のモラルの問題なのですが、実害としては、特に大きくないこともあるのかもしれません。紅茶をインフルエンザの予防ができると信じて買わされてしまった出費程度で済むでしょう。しかし、世の中にはさらに悪質なものがたくさんあります。

　ダイエット関連のサプリメント、がんに効くと謳うサプリメントなどは実際問題として危ない成分が入っていたり、標準治療から遠ざける情報とセットで売っていたりして危険なことがあります。さらには「医療機関」がトンデモ行為を行っていることもあり、これも非常に深刻な問題なのです。ダマそうとしてくる相手が医師や医療機関などのプロ崩れであると、ことは厄介です。**情報の非対称性といって、専門家と一般の人の間には非対称な「格差」構造があります。**騙す側はいとも簡単に、赤子の手をひねるように騙せるということがよくあります。

🙄「このお医者さん、信頼できないな……」と思ったことがあります

医師が話をしっかり聞いてくれなかった。病院での対応が悪かった。何度行っても今の不調の原因がはっきりと突き止められない。治療を受けているがなかなか改善が見られない……。こういったことが原因で医療に不信を抱くようになる方も多くいるかと思います。医療も人がなす行為で当然完璧ではなく、また、原理的にも不確実性があります。しかしながら、そういったときに、医療全部を、やけになってぷっつんして全否定してしまって、**病院なんて嫌いだ！　医療なんて信用できない！　もっといい方法があるはずだ！　と考えるようになってしまうと、そこが大きな間違いの始まりになることが多い**ということは触れておかねばなりません。やけっぱちは本当の「損気」です。日本の警察はいい加減で信用できない！　だから暴力団を全部信じる、というぐらいの振り切りを平気でしてしまう人が、こと医療においてはたくさんいるのです（実際陰謀論者などにこういう振り切りは頻繁にみられますね）。繰り返しになりますが、標準治療を行ってくれる医療機関や医師の態度やコミュニケーションの問題で不信感や怒りを抱くことはあるでしょう。しかし、そこでやけにならないでください。そこで変なものに絡め取られては、いけないのです。

たとえば、がんになってしまったときに、まともな病院では標準治療を中心とした治療がなされます。しかし、患者さんとしては少しでも望みがあるならとか、少しでもよい治療を受けたいとか、標準治療だけでなく何かプラスしてできることがあるのではないかとかという希望はもちろんありえることでしょう。また、リスクが少ない、または、リスクがない治療、などと言われれば、そっちを選んだほうがいいような気になることもあるでしょう。がん以外の病気でも原因がはっきりしないものや、慢性的に症状に苦しめられており、標準的な医療で改善が芳しくない場合には、何か他の方法があるのではないか、と探したくなるのもよく理解できます。現代医学が万能なわけでもないですしね。それにくわえて、医者ぎらい病院ぎらい、などが関わってくることだって当然ありますよね。

そういったがんの患者さんや慢性疾患を持つ患者さんを狙ってトンデモない行為を行っている医療機関などが実際にあります。効果があることがわかっていなかったり、有害であることもあるような治療を行ったり、まったくのインチキな診断・治療を行ったり、ときにはがんなどを放置するようなことを指示したりするような医療従事者や施設があります。がんに関する標準治療については先にも述べましたが、日本においては、健康保険で認められている多くの治療が標準治療というものです。標準治療は、さまざまな試験を乗り越えて有効性と安全性が確認され、多く使われてきている現時点で最も優れた治療法であると言えます。

この**標準治療を否定したり、止めてしまったりするようなことをすすめる治療については、基本的にトンデモであるといってまったく過言ではない**でしょう。トンデモ治療を行う医療施設などでは、最終的な責任は決してとってくれません。セカンドオピニオン外来だけ開いているので……、などと言って入院は無理で最期はみてくれなかったり、ひどい場合には、「私のやり方への従い方が足りないからだ」などと責任を患者自身に押しつけたりしてくる例もあります。病状が悪化すれば、他の病院へ行ってください、救急車を呼んでくださいと言われることがほとんどで、そういう状況では多くは手遅れになっているか、その先がもうない状態であることが多いのですね。後で文句を言おうにも本人は瀕死だとかすでに死んでしまっているとか、遺族は疲れ切っていて証拠も意欲も不十分とかで、訴訟を起こせない、そういった話ばかりです。こういった「医療機関」や「医療者」には関わらないのがとにかくいちばんです。そういった「医療者」は薄っぺらい本をたくさん書いたり、週刊誌に記事を書いたり、SNSで集客を「頑張る」傾向にあったりするようです。間違っても読みやすいとかわかりやすいとか、断言しているから、とかで信じたりしないようにしましょう。

では、お医者さんは、どう見極めたらいい？

医師の腕を見極めるための3大チェックポイントをお伝えしましょう。

(1) 専門が明確であること

臨床医には専門分野がありますから、自分の病気をカバーしている科の専門医にかかることが重要です。そのために、最初に見るべきはクリニックの「看板」です。総合病院でもないのに「内科・循環器科・呼吸器内科・感染症科・大腸肛門科」などと並べられていたら、そのクリニックの医師の専門分野が何かわかりません。全部の専門家ということはありえませんから、欲張って表示していることもあると考えられます。**クリニックの看板はシンプルなほうが誠実**といっていいでしょう。そう考えておけば、「胃カメラ検査を受けるときは消化器内科」という具合に、迷わず適切な専門医を選ぶことができます。

(2) 日本医学会の分科会である学会に属している医師であること

日本「医師」会ではなく日本「医学」会ですので、お間違いのないよう。日本医師会は開業医さんが中心に集まっている任意団体で、純粋な学術団体ではありません。では日本医学会とは何かというと、医学の学術団体です。分科会とは個別の診療科ごとの学会のことなのです。日本医学会は医学系の学会の元締めのようなものですね。「学会」と名がつくと、つい信用してしまいがちですが、世の中にはトンデモ医師が勝手に設立したトンデモ学会もいくらでもあります。**日本医学会分科会に入っているかどうかをチェックすることは、誰もが簡単にできる最初のチェックポイント**なのです。「このお医者さん、大丈夫かな？」と思ったら、その医師が入っている学会を調べる。さらに、その医師が入っている学会が、日本医学会のホームページに掲載されている「日本医学会分科会一覧」に属しているかどうかをチェックしてみてください。日本医学会分科会に属している学会に入っている医師でも、学会の標準から外れてしまっている医師や腕の悪い医師はいます。そこを一般の人が見極めるのは難しいのですが、何も調べない無防備状態で医者と付き合うよりは、はるかに安全です。

（3）学会が定めた診療ガイドラインに沿った治療をしていること

日本医学会分科会に属している学会に入っている医師でも、それは建前ばかりで、実際には学会の方針に従っていない人もいます。したがって、適切な医師を見極める次のチェックポイントは、所属している学会の治療ガイドラインに沿った治療をしているかどうかといったことになりますね。

自分の病気には、いったいどんな治療ガイドラインが定められているのか、何が標準治療となっているのか、ある程度の知識を入れておきましょう。治療ガイドラインは、たいていは学会ホームページに記載されています。医療はどんどん内容がかわるものですから、たとえばぜんそくやアトピー性皮膚炎など、慢性的な病気がある場合には、定期的にチェックして情報をアップデートしてください。

学会によってはQ&Aを設けるなど、一般の人にもわかりやすいページづくりをしているところもあります。そういうところにも目を通しておくと、なおよしです。また、一般的な書店や書籍通販サイトで、治療ガイドラインの書籍版を購入することもできます。「○○○（病名）治療ガイドライン」で検索してみてください。日本医学会分科会に属しているちゃんとした学会が出版しているものであることを必ず確認しましょう。

そのうえで、どんな治療になるのかを目の前の医師に聞いていったときに、どんな答えが返ってくるかが問題です。**おおむね治療ガイドラインに沿った答えが返ってくるようならば、ひとまずまじめで勉強もしている、安心して任せられる医者と言える場合が多い**でしょう。治療ガイドラインと違うことを言い出したときは、下手に突っ込んで説き伏せられてしまったら非常に厄介です。それだけで判断するのは難しいのですが、あまりにずれている場合には別の医師に当たりましょう。

いつでも相談できる主治医がいたらいいなと思うのですが

自分の体を継続的に診てくれていて、病歴や体質も把握してくれている。だから安心して、心配なことが生じるたびに相談に行ける。そんな信頼できる主治医（かかりつけ医）がいたら、いっそう心強いものでしょう。治療の必要が生じた際にも、信頼できる主治医がいるのといないのとでは大違いです。専門医にかかることになったときでも、信頼できる主治医に紹介してもらった医師ならば信頼できますね。

となると、早めに信頼できる主治医を見つけておきたいところですが、これが意外と「言うは易し」で、実際に探すのはなかなか難しいところです。どうすれば信頼できる主治医に巡り会えるのかという「黄金ルール」はありません。それは、先ほど紹介した医師の見極め方にしても同様です。3つのポイントをクリアしている医師が、100パーセントいい医師と言い切ることもできません。

それでも、チェックすべきところはチェックする。そうすれば、アタリを100パーセントにはできなくても、ハズレの確率は下げることができます。「最高の名医」を簡単に探し当てることはできませんが、「極端にやばい医師」は排除できるわけです。

少しがっかりしたかもしれませんが、主治医探しも、この考え方でいきましょう。何か症状・異常がある、しかしどの科に行ったらいいのかわからないというときは、まずは内科医の診断を受けて、かかるべき科に振り分けてもらうというのが妥当な順序です。この振り分けを行う医師を「ゲートキーパー」と呼べるでしょう。いってみれば、最低限のことを幅広くきちんと押さえている、優秀なジェネラリストですね。

主治医は、何か体に異常を感じたときに最初に診てくれる医師です。その最初の医師にはゲートキーパーとしても機能してもらいたいので、いっそう「まともである」ことが重要です。クリニックのホームページがあるのなら、おかしな学会に属していないか、自費診療という名のもとに奇妙な治療を行っていないか。サプリを売っていないか……。実際に話したときに、学会ホームページには出てこないような怪しげなキーワードは登場しないか。この点で疑わしいところがなければ、とりあえずは主治医として及第点の医師と見ていいでしょう。

さて、今までお話ししてきたのは内科の主治医の話ですが、これが外科医となると、また話が違ってくる部分はあります。手術は極めて技能的なものですから、やはりうまい医師と下手な医師がいます。手術の腕は、手術の場数によって磨かれるところも大きいので、手術の上手な先生は、がんセンターなど、がん手術ばかりしているところにいたりします。また、医師個人の腕だけでなく、扱っている症例数の多い施設で手術を受けるほうが予後がよいという研究結果は日本でも世界でも報告されています[3]。

ですから、「いざ手術」という話になったら、**「自分がかかっているがんを得意とする外科医はどこにいるのか」という情報収集をしたうえで、主治医と相談することも重要**です。自分の行動しだいで、自分を守るための選択肢を広げることができるのです。がんをしっかり取りきれるかは寿命にも関わってくるのですから、最初に出会った先生しか選択肢がないというのは、ちょっと危ないと言わざるをえません。

受診をしたとき、どんなことを話せばいいですか？

まず大切なのは、きちんと診断してもらうためにも必要な情報はすべて伝えることです。**医師に聞かれたことは包み隠さず正直に答えましょう**。もしかしたら人には知られたくないことを聞かれるかもしれませんが、医師には守秘義務もありますから安心して話してほしいですし、何より正確な情報が正確な診断につながるのです。

そうしたら、今度は自分が医師から必要な情報を引き出していきます。心証を害さないように、媚《こ》びへつらって機嫌を取る必要はありません。ただ、相手はプロフェッショナルであるという点は忘れないでください。「私のほうが知っている」ふうの話し方や、「ネット情報のほうが正しい」的な物言いは避けてください。一方、自分の体に対してどう思っているのか、将来的にどういう状態になることを望んでいるのか、という自分の健康観や要望、提示された治療方針に関する疑問や不安、これらは積極的に伝えるべきことです。

今の話を踏まえて、病気になったら医師に聞きたいことを5つにまとめてみます。

【質問①】「私の病気は何ですか？」——病気かどうか、病気ならばどんな病気かを診断してもらうために受診しているのですから、当然の質問です。

【質問②】「診断の根拠は何ですか？」——専門的に踏み込んだ質問ですが、なぜその病

3 Br J Surg 2011;98:1455-1462、Br J Surg 2014;101:523-529. など。

気といえるのかを確認することは重要です。

【質問③】「標準治療は何ですか？」――この質問の意味はわかりますね。つまり「私の病気を治す最善の治療法は何ですか？」ということです。いくつかの選択肢がある場合は、よくよく相談して決める必要があります。

ここで疑問や不安が生じたら正直に聞きましょう。自分はどんな今後を望んでいるのか。どの治療法を選んだらどんな予後が待ち受けているのか。健康観や要望も医師と共有しながら治療方針を決めていきます。

【質問④】「標準治療を先生はできますか？」＆「今までにどれくらい、その標準治療で患者さんを治したことがありますか？」――標準治療を聞いても、その医師ができなかったら意味がありません。経験も重要。聞きづらいかもしれませんが、確認しましょう。

「先生もずっとその治療をすすめているのですか」などと聞いてもよいかもしれません。

【質問⑤】「別の先生を紹介していただくこともできますか？」――質問④で安心できる回答を得られなかったら、別の経験豊富な医師を紹介してもらう必要があります。特に難しい手術を要するなど困難な病気にかかっている場合は、経験豊かな専門医を紹介してもらうことも非常に重要になります。


これで十分です。医師はカウンセラーでも家族でもありませんから、漠然とした悩みをだらだらと明かしても仕方がありません。私も患者さんから恋愛相談をされたことがありますが、これは医師としての仕事とは言えません。

もちろん精神的なケアもしっかりしてくれる医師ならば言うことはないですし、コミュニケーションはとても重要です。治療成績にもコミュニケーションのよさが影響します。しかし、精神的なケアについては、本来は「オプション」です。「プラスアルファとしてあったらうれしいこと」くらいのものです。**医師は「病気診断と治療のプロ」です。おもてなしやホスピタリティ以前に、病気を見抜き、治す腕があることがいちばん肝心**。医師に聞くべきことも、必然的に「腕の有無」を確認するものになるわけです。

がんについては第三者が相談にのってくれる機関があります。それが「がん相談支援センター」です。全国のがん診療連携拠点病院にあり、完全に無料で匿名でも相談が可能で、秘密は守られます。主治医に相談しにくい場合にも活用できるでしょう。その他に、日本対がん協会ではがん相談ホットラインもあります。こちらも無料で相談ができるので、利用してみてもいいかもしれません。

結論 3つのチェックポイントで「信頼できる医師」を見つける

電車を利用するかのように、医療を利用する

医療に関する情報は医師から得ることもできますが、完全に医師頼みとするのは、それはそれで危険です。なぜなら、前項で述べたように、医師もピンキリというのが、残念ながら実情だからです。勉強熱心な医師もいれば、自分の商売だけ優先の医師、不勉強の医師もいる……さらにたちが悪い場合もありえます。

となると、やはり自分で情報を取りに行かなくてはいけません。有用な情報を、自ら上手に調べる方法を知っておく必要があるということです。

いくら情報を調べても、やっぱり、しょせんは素人だし……

そうです。もちろん、みなさんは医学の素人（専門家ではないということ！）ですから、すべてを理解したうえで医師と対等に渡り合うことは不可能でしょう。しかし、だからといって専門家に任せきりではいけません。自分の体について適切な質問、相談ができるよ

うにできる「主体性のある患者さん」になってほしいと思います。

では、適切な質問、相談をするために、どのように情報を集めればいいか。

何度もいいますが、基本としては公的団体や学術団体が出しているものに当たることをすすめます。より具体的に言うと、**「日本医学会分科会」に名を連ねている学会が出している診療ガイドラインや標準治療を参照する**ということです。なぜこれが基本かというと、公的団体や学術団体が出している情報は、多くの専門家の目を通ったうえで「妥当」とされていることが多いものだからです。

たとえば、心臓病についてならば循環器の専門家が集まり、さまざまな論を比較検討し、おおむね「これが患者さんに有益である」という同意に至ったものが提供されている。その点において非常に信頼性が高いといえるのです。こうした情報は、自分から取りにいかなくては得られません。

なぜなら、公的団体も学術団体も、情報を出すことをビジネスとしていないからです。そのためこれらの団体は宣伝費をかけて広告を打つなど、人に届けるためのアクションをほとんど起こしません。残念ながら、信頼できる情報ほど、向こうから飛び込んでくるということが起こりづらいのです。そのため、自分から情報を能動的に取りにいく必要があるというわけです。

書籍においても、一人の医師が書いたしっかりした内容のもののもちろん多くありますが、まだ情報を取り慣れないうちは「〇〇学会編」など複数の医療従事者が分担執筆した本を選ぶといいでしょう。こういう本は、タイトルもカバーもおしゃれではなくて、地味でつまらなそうな見た目であることがほとんどです。新聞の下のほうにある宣伝欄に出てくることもほとんどなく、本屋さんでも目立たないところに置かれています。そういう**「商売っ気が感じられない本」のほうが、ハズレがない**といえるかもしれません。

情報も大事だけど、医師との「相性」も大事ですよね？

たしかに、偉そうな医師とか無愛想過ぎる医師は実際にいるので、そういう医師は避けていいでしょう。腕がよかったとしても会話が成立しない、精神的にダメージを受けるようなら、他の医師を探しましょう。

しかし、もし**「感じがいい医師」「話しやすい医師」をただ求めているのなら、ちょっと危険**と言わねばなりません。たとえば「医師に親切にしてもらえなかった」「望んだ治療を受けられなかった」「自己診断と違った」……こうした理由で医師や標準医療はダメだと思い込み、そんな状況で、何か別の医師や画期的な方法はないかと探し求めたあげく、トンデモ医学に引っかかってしまう。そういう人が少なからずいるのです。

しかし、考えてみてください。医師にかかるのは、何のためでしょうか？　親切にしてもらったらいい気分になれるかもしれませんが、それは医師と付き合ういちばんの理由ではありません。なぜ医師と付き合うのかというと、自分の体を、今の健康や病気に関する状態を、よりもよくしてもらうためですよね。だから、**医師と接するときは、なるべく余計な感情を排除することも実は重要**なのです。

「望んだ治療を受けられなかった」などというのは、たしかに医師の説明不足があったのかもしれません。ただ、ちょっと考えてみてほしいのは「そもそも、はたして主体的に医師とコミュニケーションを取ろうとしていただろうか？」ということです。「どういうふうに調子が悪くて、医師にどうしてもらいたいのか？」という明確な意思と、集められる情報をもったうえで医師と話す。そうすることではじめて、適切な治療法や、その治療によってどんなことが起こりうるのかという話を医師から引き出せるのです。

お医者さんを「『心』の拠りどころ」にしてはいけないの？

大事な体のことですから、信頼できる医師に、安心して任せたいというのはわかります。しかし問題は「信頼、安心の源」をどこに求めるか、です。医師は体の調子が悪いときに患者さんに必要な医療を提供してくれる、いわば「技術者」です。お金を払って医療という「技術」を提供してもらうわけです。

そこで何よりも問われるのは技術の質、つまり体をよくする「腕」です。腕がよくて態度も相性もいい医師ならば言うことはありませんが、「腕」か「態度」かでいったら、選ぶべきは圧倒的に「腕」でしょう。冷徹に、「ドライ」になりましょう。医師の腕こそが「信頼、安心の源」であるべきなのです。その点において信頼できる医師ときちんとコミュニケーションをとって、あがめ奉ることも甘えすぎることもなく、冷静に自分の体をどうしていくのかを決めていけるような、主体的な患者になりましょう。

そんなのハードルが高すぎると思いましたか？　でも医療を受けるのは、ほかでもない自分の体です。とんでもない医師に任せきりにしたら、とんでもない目に合うのは自分です。

話し相手になってもらって、よい気分になりたいのなら、それこそカウンセリングに行けばいい、友達や恋人と話せばよいという話です。

電車を利用するのは「移動」が目的です。乗務員の親切に触れることを目的にしている人はまずいないですよね。同様に、**医師の態度や相性、感情的な充足感を第一に求めるのではなく、「腕のいい医者に適切な医療を提供してもらう」ことを目的にすべき**なのです。

結論　医者選びは「話しやすさ」より「腕がいいか」を最優先にする

「病院に行くべきか、行かざるべきか」——どう判断する?

たとえば指先をちょっと包丁で切っただけなら、家で洗ってばんそうこうでも貼っておけば十分なことが多いですよね。しかし、信じられないかもしれませんが、それだけのことでも夜間に病院に行ったり、もっと極端になると救急車を呼んだりする人もいます。病院に行くことが生活の一部、もはや趣味のようになっている人もいます。逆に、本当ならすぐに病院に行って検査・治療を受けるべき強烈な症状が出ているのに、我慢強かった、ふんぎりがつかなかったり、時間を言い訳にしたりなどで、なかなか病院に行かない人もいます。

整形外科の待合室で、高齢者同士で「あら○○さん、昨日はお見かけしなかったけれど、どうしたの?」「昨日は風邪気味だったから来られなかったのよ」なんていう冗談のような会話が繰り広げられる。そこには、地域コミュニティの希薄化など別の社会的な問題も潜んでいるのかもしれません。病院しか人と交流できる場所がない、そんな人が多いのかもしれないことも考えられます。それでも、どこも特に悪くないのなら、家族や友人と楽しい時間を過ごしてほしいなと思ってしまいます。できれば病院なんて極力行かずに済んだほうがいいのです。

いつ病院に行くか、何科に行くか、どう判断すればいい?

病院に行くべきかどうか、最初からそれを完璧に見極められるエキスパートになるのは難しいでしょう。その必要もありません。指先を切っただけで救急車を呼ぶのは極端でも、**「おかしいな」と思ったら病院に行く。そのなかで、すぐに病院に行くべきときと、少し様子を見ても大丈夫そうなときのさじ加減を体験的に身につけていくのがいちばんです。**

今まで病気知らずの健康体で生きてきた人は、「病院にかかること」の素人です。いわば、よちよち歩きのアマチュア患者です。

病院にかかること自体になじみがありませんから、何かしら異常が起こったら、まず「医療」というものに触れる。何事にも初めてがあるように、病院に行くという初体験から始める必要があるわけです。

では、何科を受診したらいいか。たくさんある診療科を最初から使い分けるのは難しいので、極端な選択の仕方から示します。とりあえず2つだけ、整形外科・外科と内科(または総合診療科)だけ使い分けるといいでしょう。骨や関節、筋肉などの痛みは整形外科、怪我は外科、それ以外の症状、たとえばお腹が痛い、頭が痛い、胸の差し込むような痛みが続くといった場合は内科に行きます。職場や家の近くの行きやすいクリニックでかまいません。病気の種類はたくさんあり、すべてを網羅することはできません。「たぶん大丈夫」と自己診断して手遅れになったらシャレになりませんから、「いつもと違う」と感じたら医療の判断をあおぐことです。

足をくじいたとか、ひねった後に関節のあたりが腫れているとか怪我をしたとかでなければ、内科へ。**内科はいちばんジェネラルな診療科なので、そこで基本的な検査をしたのち、しかるべき科に回してもらうというのが、実は最短で最適な医師にかかる道**です。ただし、病院に行く時間帯には、少し気をつけていただきたいところがあります。同じ症状がダラダラ続いている場合は、できるだけ日中の外来に行きましょう。理由は極めてシンプルです。夜間や休日は医療機関にも人が少ないため、検査も日中ほど十分にできませんし、本当に今すぐ処置を必要とする急患に集中したいという病院側の事情があり、十分に診て貰えない可能性があるからです。

「救急車を呼ぶ? 呼ばない?」も難しそうです……

今までに体験したことのない強さの症状や劇的な症状が急に現れたとき、生命の危機を感じたときは「迷わず119」です。躊躇《ちゅうちょ》してはいけません。お子さんの場合も同様です。子どもは症状をうまく言語化できないことも多いので、親御さんから見て今までなかった苦しみ方をしていたり、意識がなくなっていたりしたら、やはりためらわずに救急車を呼びましょう。意識のない人を見つけた場合ももちろん呼びましょう。

大騒ぎをして呼びつけておいて、何も異常がなかったら申し訳ない、大げさなんじゃないか、もっと様子を見たほうがよいのではないか……という躊躇はとてもよく理解できますが、そこで我慢して手遅れになったら、悔やんでも悔やみきれません。それでももし迷うようであれば地域によっては、救急搬送の要不要を口頭で相談に乗ってくれる「#7119」をダイヤルしてください（サービスがない地域もあります）。お子さんのことであれば「#8000」もあります。また、消防庁が提供している「Q助」というアプリは、症状に関する質問に答えることで、緊急度を判断してくれます。

かかりつけ医がいるのなら、電話で相談してみるというのもいいでしょう。また、加入している保険やクレジットカードによっては、健康相談ダイヤルサービスがついている場合もあります。

とにかく「そのうち収まるだろう」と放置するのが、いちばんよくない。**大きな異常を感じたら医師の診断を受ける**。これだけは覚えておいてください。

人は自分の病気に意外と鈍感なものです。明らかな異常が現れていても「自分は大丈夫」「ちょっと疲れているだけ」と根拠のない自信を持ち、倒れるまで医師にかかろうともしない。そんな人も多いようです。「正常性バイアス」というものもあり、自分は大丈夫と思い込むことはよくあります。

「そんな大げさな」と思うかもしれませんが、どの深刻な病気も、たいていは小さな症状から始まります。だからこそ、いつもと違うことが体に起こったら、すぐに病院に行くことをしつこくすすめたいのです。自分の体は自分のものです。だから、「あれ？　いつもと違う」というのをいち早く察知できるのも自分です。しかし、それが医学的に何を意味するのかは、いくら自分の体のことであっても基本的にはわかりませんよね。なので、異常を察知したときに医師を受診することが、自分の体に対して責任を果たすということなのです。医療のプロであっても、自分の症状を見誤ることもよくあるくらいです。

私が診た患者さんでは「腰痛」がひどくなったと言って受診してきて大動脈解離という病気でそのまま意識を失った人、「胃がむかむかする」といって心筋梗塞だった人、「肩を痛めた」といって帯状疱疹だった人、「疲れでめまいがする」といって小脳出血だった人などがいます。私自身、吐き気と下痢があり食あたりだと思って受診したら実際は虫垂炎だったことがあります。

そこで何も問題ないとわかったら、「そうか、よかった」でいいのです。**「病気ではない」という診断を下してもらうのも、医療を利用する目的のうち**と考えてください。病気を否定するのも立派な「診断」なのです。

治療法についてはどう相談すればいいでしょうか?

病気の診断が下ったら、次は治療法について相談することになります。すぐに入院、手術などを要する場合もあれば、投薬治療に入る場合もあります。最初に受診した病院では不可能な治療が必要な場合は、紹介状を書いてもらって、より大きな病院に転院することもあります。クリニックや小さな病院よりも大学病院のほうが、たしかにできることの幅は広いのかもしれません。ただ、どのような治療をするとしても、まず必要なのは診断を下すことですから、**最初から大きな病院に行く必要は、普通はありません。近くの適切な科のクリニックを受診すれば十分です**。

また、医療費を節約するためにも、平日の昼間に、町のお医者さんに行くのがまずはおすすめです。というのは、医療保険制度改革法によって、大きな病院を受診するときには特別料金がかかるのです。まずクリニックに行き、紹介状をもらった場合に大きな病院へ行きましょう。病院では、夜間や休日は実は割り増し料金がかかります。薬局も同じです。なので、平日昼間に行くのがよいのですね。

その他にも高額な治療になってしまった場合には、高額療養費制度が使えます。これは所得に応じて、一定までの費用負担ですむ制度です。事前に高額となるとわかれば、限度額適用認定証をあらかじめ取得しておけば、払い戻しではなく、費用負担を抑えられます。健康保険組合や国保の場合には役所で確認してください。また、国の指定する難病と診断された場合には指定難病の申請をすることで、医療費の支払いが安くなる場合があります。

病気が治るまでは病院に通い続けないとダメですか?

それは病気と症状によります。医師の診断をもらった後は市販薬（OTC医薬品とも言います）を使って、症状が出るつど自分で対処していくということもあるでしょう。たとえば「いつもの風邪」「いつもの頭痛」「明らかなスギ花粉症」などであれば、次に同じ症状が出たときは医師に行かずに、ひとまず常備薬などを飲んで様子を見てもかまいません[4]。いずれにせよ根拠のない自己診断は禁物であり、最初に医師の診断をもらうことが重要なのです。

また、**長い付き合いとなる慢性症状の場合は、それによって起こりがちとされる病気のサインを知っておく**というのも欠かせません。たとえば、血圧が長い間高く、糖尿病もあ

4　以前の飲み残しや家族に処方された薬は飲んではいけません。

る人は脳梗塞や心筋梗塞になるリスクが高くなります。したがって、これらの病気のサインや標準治療を頭に入れておくというのは、命を守るための1つの予防策です。心筋梗塞には、胸の痛みが30分以上続く、冷や汗が出るなどの特徴があります。こうした最低限の知識を得ておくこと、そのうえで「あれ？　これってもしかして？」と思い当たる症状が現れたら医師を受診する。この2段構えと心得ておきましょう。

しつこいようですが、くれぐれも玉石混淆のネットには情報を求めすぎないでください。「あれ？　なんかおかしい」と思ったら、真っ先に頼るべきは検索エンジンでもＳＮＳでもなく、医師なのです。

結論　「おかしい」と感じたらすぐに病院に行く

「ドクターショッピング」では病気はよくならない

医師としっかりコミュニケーションを取り、納得して治療に入っても、途中で不安に襲われることがあるかもしれません。

一度決めたら、最後までかえてはいけないわけではありません。**思わぬ体調の変化が起こったり、期待したような治療効果が上がっていないと感じられたりしたら、それも率直に主治医にぶつけていい**のです。それ以前の治療法を決める段階で、どうしても疑問や不安が解消されない場合もあるでしょう。

たとえば、標準治療を行うというのは大前提ですが、そのなかでもいくつかの選択肢が考えられる場合があります。そこで患者の要望をろくに確かめもせずに、1つだけの治療法をすすめてくるような医師は問題です。

医師の仕事は病気を治療することです。いい話し相手になることは仕事ではありませんが、病気の治療という仕事をまっとうするために必要なコミュニケーションは、できなくてはいけません。その点で不信感を抱かせる医師はダメなのです。

「セカンドオピニオン」を求めるのは、アリ？ ナシ？

もちろんアリです。いくらコミュニケーションを試みても納得できる説明をしてもらえないなど、主治医に不信感を抱いたときにも、遠慮せずにセカンドオピニオンを求めましょう。「他のお医者さんの意見も聞いてみたい」と率直に伝えて、必要ならば資料を揃えてもらいます。場合によっては転院も選択肢になるでしょう。

医師に生意気にも意見するようで、気が引けてしまうかもしれませんが、前にも言ったはずです。「電車を利用するように、医師も利用するものだ」と。「体を治す」という目的のために医師を徹底的に利用する。使い倒す。[5] **セカンドオピニオンを求めることも、転院を検討することも、そのために必要な資料を準備してもらうことも、すべて、「病気の治療のために医師を利用すること」のうち**なのです。

ただし、これには条件があります。

賢く主体的な患者として自分自身もしっかり情報収集しつつ、医師とコミュニケーションをはかったうえで、セカンドオピニオンや転院を検討するならいいでしょう。しかし、自ら情報を得ようともせず、医師とのコミュニケーションも図らずに、「なんかこの先生、嫌だな」とばかりに感覚で医師を評価したり、「なかなかよくならないのは医師の腕が悪いからだ」と決めつけたりする、これはよくありません。

標準治療は現時点でのほぼ最善の治療ですが、完璧なものでも魔法でもありません。病気によっては、効果が現れはじめるまでに一定の時間がかかることもあるでしょう。もちろん人によって効果も違います。

まず、前項の5つの質問を元に治療方針を決める。納得して選択した治療に入ったら、治療効果が上がっているのかも含めて、つねにフィードバックを受ける。そして、その過程で疑問が生じたら率直にぶつけ、治療の経過と今後の見通しの説明を求める。自分も治療に参加しているんだという能動的な意識で、ある程度は自分でも勉強しながら「経過はどういう感じでしょうか?」「私は今後、どうなる見込みですか?」と一つひとつ丁寧に確認していく。こうしてはじめて、その医師のもとで治療を続けてもいいか、それともセカンドオピニオンや転院を検討したほうがいいかを判断する土台が整うのです。医師を見極める最低限の情報が揃うといってもいいでしょう。

そこでもし医師が機嫌を損ねたり、きちんと説明してくれなかったりしたら、それは不信感を抱いて当然です。残念ながら、こういうダメ医師が一定数いることも事実です。それはそれと割り切って、別の医師を探しましょう。

5　ただし、大切なインフラである医療を大事に使うことは重要です。

あくまでも目的は「病気の治療」ですよね。そこを忘れないこと。セカンドオピニオンも転院も、その点に疑問符がつき、選択肢を選び取るときだけに検討するものです。今、「だけに」と強調したのにはわけがあります。

というのも、「態度が気に入らない」「よくならないからヤブ医者だ」などとケチをつけるクレーマーと化したり、サードオピニオン、フォースオピニオン、フィフスオピニオン……を求める旅を続ける「ドクターショッピング」に陥ったりする人も多いからなのです。病当然ながら、転院したら医師との関係構築も治療も、ゼロからのスタートになります。病気は医師と連携して治療していくことが欠かせないのに、たびたびゼロにリセットされてしまう。これでは、よくなるものもよくなりません。

自分では賢いつもりでも、実際には病気の治癒を遠ざけているという、大変馬鹿げた話になってしまうことがあるのです。病院からしても、せっかく始めた治療を一方的に拒否されたり、ヤブ医者呼ばわりされたりと迷惑千万です。

「ドクターショッピング」では誰もハッピーになりません。そんな事態にならないよう、次の3つの問いかけをしてみてください。

■必要な情報を集めて、冷静に医師とコミュニケーションをとっているか

■感情的なやり取りではなく、適切な治療を受けるためのコミュニケーションをとれてい

るか

■裏づけのない一方的な決めつけで、医師を判断していないか

医師を評価するうえで肝心なのは、必要かつ適切なコミュニケーション能力も含めた「病気を治療するプロ」としての腕前です。医師と話して、いい気分になれるかどうかは二の次。勝手な自己診断は論外。**感覚も感情も先入観もいったん脇に置き、まともな情報だけを武器として、冷静に「病気を治す腕があるかどうか」で医師を見極めていきましょう**。

重い病気になったとき「家族」とはどう付き合えばいいでしょう?

ひとたび重い病気にかかると、家族内の問題が噴出するケースもあります。成人であれば、成人後見人などがついている場合を除いて、基本的にすべて自己決定する権利があります。**家族内の誰に何と言われようと、最終的には主治医と相談して自分で治療方針を決められる**ということです。

「主治医と相談して自分で治療方針を決められる」という点は非常に重要です。いくら自分のことを心配してくれているといっても、家族は専門家ではありません。家族に期待で

きるのは経済援助、生活の援助、心のケアくらいであって、具体的にどういう治療を行うのかは主治医と相談して決めるのがいちばんなのです。

もちろん身近な人の言うことも大事にしたいでしょう。「基本的には主治医と決める」というのが、家族などに対して冷たいと感じられたかもしれません。しかし、なぜここまではっきり言うのかというと、患者を思うあまり、家族が「独自に調べてきた情報」などが、かえって患者を誤った治療の道へと誘い込んでしまうことが多々あるからです。

たとえば、がんになったとしましょう。切除可能ながんならば、手術で治すのがいちばんいいことが多く、手術がダメなら化学療法や放射線療法という選択肢も考えられます。にもかかわらず、家族の強いすすめで三大療法などの標準治療を拒否し、「何とかいう棒で患部をこする」「何とかいうお茶を毎日飲む」といったインチキ療法を受け始めてしまう人がいます。そんな療法に効果などあるわけがないのですが、その間に、がんはどんどん進行し、いよいよ痛みなどに耐えられなくなって入院したときには、すでに手遅れ……。こうして、手術していたらもっと長生きできたはずの命が、理不尽にも早く奪われてしまうというケースが実際にあるのです。病気になったとたん、どこで聞きつけるのか、よく知らない親戚筋などが急に現れて怪しげな医療をすすめてくることもあるようです。そんな輩《やから》に遠慮は無用。はっきり断り、とっととお引き取り願いましょう。

しかし**親や子どもとなると、最も身近な存在だけに関係性も複雑で、こじれやすい**ものです。自分のことを大切に思うからこそ、心配でいろいろと調べてくれたんだと思うと、あまり無下にもできませんよね。その気持ちはわかりますが、何より自分の体のために、**「ありがとう。参考にするね。あとは主治医の先生と相談して決めるから」という姿勢をはっきりと示す**ことです。

もちろん、そのスタンスを十分に理解してもらったうえでなら、医師との面会に一緒に来てもらうなどサポートしてもらうのはかまいません。きっと心強いだろうと思いますしね。

家族が重い病気になったら、どうしたらいいでしょう？

いちばん大事なのは、「家族なのだから」と背負い込みすぎないこと。自分一人で世話することを美や善とせず、使える公的サービスは徹底的に利用することです。これは冷たいことでもなんでもなく、共倒れを防ぐためです。言い方は悪いかもしれませんが、深刻な病気であるほど、実は「終わり」が見えない。そのために看病する側の負担が大きくなってしまうことも多いものです。「余命半年」と宣告されていた人が5年、10年、長く生きるなんてザラですし、認知症の人の介護なども、その人が亡くなるまで続くわけです。

大切な人が予想以上に長く生きること自体は、もちろん喜ばしいことです。だから伝え方が少し難しいのですが、現実的に考えると、「この人の最期まで精一杯支えよう」と思っていたものが5年、10年となってくると疲弊してきてしまうのです。長生きしてほしいのに、看病疲れ、介護疲れのあまり、どこかで「終わり」を待ち望む心が生まれてしまう。そういう自分に気づいて罪悪感に苛まれ、いっそう背負い込み、疲れ果ててしまう。

これはとても悲しいことです。共倒れの危険も高くなります。そんな事態にならないように、**最初から、使える医療サービスは徹底的に利用しましょう**。もしエクストラで使えるお金があるのなら、民間サービスを適宜、利用することも検討してください。

家族としてどうすればいいかというと、その人のことを最期まで温かく見守れるよう、一緒にいられるよう、ほどほどに頑張ればいいのです。いくら大切な人のことでも、自分の人生を看病や介護で埋め尽くしてしまうのは、お互いに決して望ましいことではありません。

結論 「病気を治せるかどうか」が医者選びの重要ポイント

「病気の治療」を人生の「目的」にしてはいけない

今や「人生100年以上」といわれる時代。医学も医療も日進月歩で進化してきましたし、今後も進化するでしょう。

長生きできるようになって、幸せいっぱい、万々歳かと思いきや、医療が発達したから、長生きできるようになったからこそ生まれる問題もあります。

そのうちの1つは「健康至上主義」ではないでしょうか。健康の追求に人生の多くの時間と労力を注ぎ、「健康のためなら死ねる」といった矛盾した状態になることです。

そもそも**「健康」を意識しないですんでいる状態が、いちばん健康なのではないでしょうか**。何も具合の悪いところがなく、元気いっぱいに過ごしているときには「健康」だとか「病気」だとかなんて特に意識しませんよね。ところが、たとえば風邪をひいて寝込むと気が弱くなって「早く治りたい」と願い、病み上がりでは「健康っていいな」と実感する。きっと誰しも思い当たるところがあるはずです。病気のときだけ健康を意識する。基本的には、それでいい、それがいいのです。

「健康のための人生」ではなく、「人生のための健康」なんですね

そう思いませんか？　今までお伝えしてきた医学・医療の情報の取り方、予防の考え方、医師や病院との付き合い方にしても、すべては「できるだけ健康に生きる」「体をメンテナンスする」ための手段にすぎません。

あくまでも手段なのですから、**体をメンテナンスする必要が生じたときに行使する、そして前提として適切な予防をしていればよいだけ**なのです。車だって飛行機だって、なぜ念入りにメンテナンスするかといったら、安全に走らせるため、飛ばすためですよね。メンテナンスそれ自体が目的ではありません。移動することが目的です。

人間も同じです。日常生活で病気を予防し、それでも異変が起こったら病院で診てもらう。病気だったら治療する。しかし、こうした体のメンテナンスそのもの、つまり健康を維持することそのものが人生の本当の目的ではありません。では、人生の目的は何かと言ったら、「自分らしく生きること」ではないでしょうか。

その点をおざなりにして、健康のことばかり考える健康至上主義は、飛行機のメンテナンスばかりして飛ばそうとしないのと同じです。飛行機は飛ばすためにあるのに、人生は自分らしく生きるためにあるのに、なんと残念なことでしょう。突然の事故や発作で死な

ないかぎり、人生はまだまだ続きます。医学が発達している今は、なかなか死なない、死ねないようになっているというのも現代的な事情として見過ごせません。

　だから、なおのこと「自分らしく生きる」ということの重要度が増しているのではないかと思うのです。

　本書の最初のほうで、「健康観」について述べました。それも究極的には、健康管理を人生の目的としていただきたくないからです。人生観、死生観とともに健康観をもって病気や医師と向き合うというのは、病気にかかってもなお、自分らしく生きる道を模索するということ。そのための情報の取り方であり、予防の考え方であり、医師や病院との付き合い方の知識なのです。

　こうした意識があれば、いまの日本に暮らしていることはある意味「特権」になるでしょう。

　保険適用で安く医療を受けられて、しかも真夜中に具合が悪くなっても、ほぼ確実に救急診療で診てもらえる。利用する必要に迫られたときに十分に利用できるというのは、他の先進国に比べてもかなり恵まれているといえます。幸いにも日本の医療体制は、足りないところはあるにしても、しっかりと確立されているのです。そこでプロにプロの仕事をまっとうさせるために、アマチュアにはアマチュアの向き合い方があります。

　自分の体や病気について知るのは、より「賢く」なるということです。医師にすべてを丸投げせず、甘えることもなく、あくまでも主体性をもって自分の体のことを決めるのは、より「強く」なるということです。そして、知り得た情報を使って医療機関を使い倒し、臨機応変に自分にとって最良を選び取るのは、より「しなやかに」なるということです。
ぜひ、そんな「賢く、強く、しなやかなアマチュア」になっていただきたいというのが、私の切なる願いです。ここまで本書を読み通したみなさんならば、すでにその素地は十分に整ったと確信しています。

健康を追求して寿命を延ばすために生きるのではなく、限られた寿命を充実させるためのツールとして健康を追求すること。長生きすればいいというものではなく、何歳まで生きるとしても、その人生を自分らしく幸せに生きること。このように、限られた命の中身を充実させることがいちばん大事なのではないかというのが、現時点での私の答えです。
みなさんは、どう考えますか？

結論 「自分らしい人生とは何か」は一人ひとり考えてほしい

おわりに――いつか必ず死ぬからこそ「おわり」を考えておく

できれば老衰で寿命をまっとうするまで、できるだけ元気でいられるように支える、究極的には幸せな生き方を目指してもらうのが医療の役割ではないか。最後にそう述べましたが、医療に対する考え方、もっといえば医療従事者として何が「正義」であるのかは、どんな医療に携わっているかによってさまざまでしょう。

たとえば「小児科医」に対して、みなさんはどんなイメージがありますか。すくすく育つ子どもたちの優しい見守り役。たしかにそういう一面が強くありますが、一方、幼くして重い病気になる子どもも少なくありません。小児科医は、未来あるはずの命が理不尽にも失われる現場に多く立ち会っている医師、ともいえるのです。私も、3歳や5歳などの幼いお子さんのご遺体を解剖することがあります。この病気にかからなかったら、あるいはこの病気を治す薬があったなら、もっとたくさん生きられただろうにと思うと、本当にやるせないものがあります。

小児科医は、そんな死を、目の当たりにしているわけです。彼らにとっては、幼くして亡くなってしまうことを何としても防ぐため、病気を100パーセント治すことがまずは正義となるでしょう。

他方、高齢者医療で往診などを主に行っている医師もいます。意識がすでに混濁しているなかで嚥下《えんげ》困難と評価され、胃に穴を開けて栄養をとっている。そういう患者さんたちを日々診ていれば、ただ命をながらえさせることだけが医師の役目なのか、それが正義なのかと疑問に思っても不思議はありません。彼らの正義は、小児科医のそれとはまずはまた違ったものになるでしょうね。

ほかにも、救急救命の現場に立っている医師にとっては、目の前の命を救うために、できることに全力を注ぐというのが至上命題です。一方、ホスピスの医師は、基本的に大きな医療的な介入というようなことはしません。もちろん緩和やサポートも医療の一部ですが、いわゆる機能改善や疾病根治を目指す介入は控えることも選択になるわけです。患者さんがなるべく安らかに生き、亡くなることができるように穏やかに過ごしてもらい「看取ること」が仕事ですから「医療行為」としては痛みを訴える患者さんに鎮痛剤を投与するなどです。

このようにいろいろな形の「医療」が当然あり、どれも等しく重要なのですよね。

私は、すべての命は基本的に平等であると考えています。しかし、命自体は平等であっても、置かれた状況によって、その命にとって何が幸せなのかについても、異なる場合がある。そういう観点からは、日々どういう患者さんを診ているかによって、医師にとっての正義も変わると考えています。

私は病理医なので、病理診断の生検や手術の検体以外で見ているのは、亡くなった方です。

病気を治せるかどうか、どういう治療をしようか、を考えるという段階はとうに超えて、いわばすでに「手遅れ」になっている人たちもたくさん見ているわけですね。その人生に思いを馳《は》せてみることも多いのですが、大きな要素となるのは、やはり年齢です。

私よりずっと若い方、ひいては胎児やお子さんのご遺体を前にすると、もっと医療にできることはなかったのだろうかと悔しくなります。90歳台や100歳台の方のご遺体の前では「よくここまで生きてこられましたね」という畏敬と労《ねぎら》いの念が湧いてきます。

死を迎える年齢はそれぞれ違いますが、それでも厳然たる事実としてあるのは、人は誰もがいずれ死ぬということです。

人はみな、いつか死にます。誰一人として「おしまい」からは逃れられない。にもかかわらず、「人生をどう終えたいか」についてまじめに時間をかけて真っ向から考えたことのある人は……、どれほどいるでしょうか。がんなどの重い病気で余命宣告されでもしなければ、人生の終末をリアルに想像する人は、おそらくまれだと思います。

人生の終わり方をまじめに考えたこと……ありませんでした

命がいつ燃え尽きるのか、その正確なときやあり方は、基本的に誰にもわかりません。正しい死も間違った死もないとは思います。

みんないつか必ず死ぬのですから、個々人が自身の命の終わり方について考えておくというのは非常に大事なことだと思います。そういう意味で、２０２０年に厚労省が打ち出し、世間でそのポスターなどが激しく叩かれてしまった「人生会議してみませんかキャンペーン」[1]、私はその時からとても賛成でした。人生は必ず終わるのだから、自分でよく考え、信頼できる人とも話し合ったうえで方針を固め、自分の意志を明確にして周囲にも伝えておく。これを40・50歳台など切りの良いところになったらやっておくというのはいかがでしょうか。

私だったら、たとえば、がんでゆっくりと最期を迎えることになったとして、「闘病ばかり」の余生になるのは嫌ですね。周りの人や医師などの助けを借りながら、仲良くしてきた人たちと交流して楽しい時間を過ごしつつ、何か自分の好きなことでもやって自分らしく残りの日々を過ごしたいと思います。

自分の人生は自分自身のものであり、最終的に決定権があるのは自分自身です。当然なのですが忘れがちです。

それは「死」に関わることに関しても同じです。「死」というと怖いのは当然として、暗い話に思われるかもしれませんが、必ずしも全面的にそんなことはありません。「死」について考えるというのは、いかに自分らしい人生をまっとうするかを考えるということ。自分という人間の尊厳に関わる話なのですよね。この分野は人生観・思想の領域ですね。宗教の領域と考えてしまう人もいるかと思いますが信条というより、本来は「考え方」の領域ではないかなと個人的には思っています。

そして、自分らしい人生をまっとうする過程のどこかで、医療が関わってくることはあります。そのときには、ぜひ「賢く、強く、しなやかなアマチュア」となって医療を「利用し、使い倒して」いただければと思います。生きるために、よりよく生きるために、どこまでも使いこなすのです。

医療や健康に関する情報は氾濫しています。専門分化が進み、全体の知識量も検討するべき事項も年々猛烈な勢いで増えています。この本ではごくごく基礎・基本的な医学の話題や医療の利用法の初歩をまとめました（ちょっと分厚い本になりましたが、これでも医学部の低学年で学ぶ知識の一部程度にもなりません）。プロになるのは大変です。しかし、

1 https://www.mhlw.go.jp/stf/newpage_02783.html

賢い素人になることはちょっとした心がけと努力で可能だと思うのです。この本を通じて、医学の面白さや、医療の利用の仕方の大切さなど、何か気づきのようなものがあったとすれば幸いです。

健康のことを考えすぎたりいい加減に考えたりして情報の海に溺れ、お金を巻き上げられたり、時間をとられたり、かえって具合が悪くなったり、はたまたトンデモ医療に引っかかったりしませんように。

本書が、みなさんにとって医療に向き合う第一歩のきっかけとなり、そして「最後の健康書」となれば幸いです。

最後に、本企画を提案くださった能井さん、ライティングをお手伝いいただいた福島さん、度重なる出版延期や出版許諾作業を含む困難な編集作業を完遂いただきました小野寺さん、出版の後押しをいただきました鈴木忠樹先生、いつも仕事を支えていただいております相内章先生、飯田俊先生、平田雄一郎先生に心より御礼申し上げます、

本書のゲラを確認して間違いを正し、より正確性をまし、より読みやすくする作業をお手伝いいただきました、太田寛先生、勝俣範之先生、國松淳和先生、黑川友哉先生、颯田稔久先生、鈴木英雄先生、田中希宇人先生、萩原將太郎先生、安川康介先生、山田悠史先生に深謝いたします。

さらに、本書の元にもなった健康本を調べる作業に当たり、２０１７～２０１９年にＰｏｌｃａにおいて取材費をクラウドファンディングで提供してくださった皆さん深くお礼申し上げます。
そして、この本を手に取っていただきましたすべての方に感謝するとともに、少しでもお役に立てればと祈っております。

２０２４年５月　峰　宗太郎

『自分を守り家族を守る医療リテラシー読本』松村むつみ(翔泳社)
医療に関わるリテラシーについて用語の解説からわかりやすく説明してある本

病院へのかかり方

『本当に良い医者と病院の見抜き方、教えます。』大塚篤司(PHP 研究所)
わかりやすくまとまっている病院の受診の仕方の本。医師に発達障害傾向の人が多いかもという指摘あり、そうかも……とは思わされる
『医者と病院をうまく使い倒す34の心得』山本健人(KADOKAWA)
医療を使い倒す、この本とコンセプトが同じでわかりやすい一冊
『Dr. ヤンデルの病院選び ～ヤムリエの作法～』市原真(丸善出版)
病院をいかに選ぶか、どこを受診するかという考え方が示されている有用な一冊
『病理医ヤンデル先生の医者・病院・病気のリアルな話』市原真(大和書房)
非常にわかりやすく裏側まで書いている病院や病気についての本。とても面白い

がん関係

『世界中の医学研究を徹底的に比較してわかった最高のがん治療』津川友介、勝俣範之、大須賀覚(ダイヤモンド社)
題名に「最高の」が入っていること以外は最高の本。がんになったとき、身近にがんの患者がいるときにまず手に取ってほしい一冊。エビデンスを精査し妥当な診療を受けるための情報がよくまとまっている。図などもとてもわかりやすい
『あなたと家族を守る がんと診断されたら最初に読む本』勝俣範之(KADOKAWA)
がんと診断を受けたときにどうすればよいかがよくわかる本。がんと本人や家族が診断されたら、まずは手に取っていただきたい一冊
『各分野の専門医が教えるあなたにとって最適な「がん治療」がわかる本』がん情報サイト「オンコロ」(日本実業出版社)
がんと診断されたときに、治療をどう選ぶか、わかりやすくまとめられている一冊
『おしゃべりながんの図鑑』小倉加奈子(CCC メディアハウス)
病理医の仕事やがんの仕組み・がんの診断についてイラスト付きで非常にわかりやすくまとまっている本。巻末の仲野徹氏と著者の対談が面白い。病理医についてもよく理解できる一冊
『やってはいけない がん治療 医者は絶対書けないがん医療の真実』岩澤倫彦(世界文化社)
トンデモ癌治療などの現実に迫ったドキュメント本。知っておいてほしい罠が書かれている

巻末付録　超厳選！ おすすめブックリスト

私が250冊読んでみた「健康本」の中から、一般のみなさんにもおすすめできるものをジャンル別に少し挙げてみます。参考にしてみてください。

医療医学、生き方全般

『最高の老後　「死ぬまで元気」を実現する５つのM』山田悠史（講談社）
高齢社会においてどのように元気に生きていくか、明快にまとめられた一冊
『健康の大疑問』山田悠史（マガジンハウス）
健康に関するよくある疑問についてわかりやすく答えが書いてあり読みやすい。妥当なことを丁寧に説明してくれている
『すばらしい人体』『すばらしい医学』山本健人（ダイヤモンド社）
わかりやすく人体や医学、医療を解説したベストセラーシリーズ。医学や医療の雑学的な知識をとてもわかりやすく楽しく解説している。実は本書の原稿を進めているときに『人体』が発刊され読んで大変困り別の企画が潰れ、この本の企画も変更された経緯がある
『あまり病気をしない暮らし』仲野徹（晶文社）
『こわいもの知らずの病理学講義』（晶文社）の続編的な本。病気や医療について読みやすく書かれている。特に雑学的なエピソードこそが面白い

医療リテラシー

『健康を食い物にするメディアたち ネット時代の医療情報との付き合い方』朽木誠一郎（ディスカヴァー・トゥエンティワン）
メディアでの医療情報との付き合い方についてまとまっている、ぜひ読んでいただきたい一冊。ただし、情報発信者の所属やジャーナル名で信用度を測るなど、情報取得の方法の考え方、「科学」の捉え方などについては甘い考え方も見られるほか、著者がメディアを運営していることもありメディアの信用性・権威性という幻想にやや捉えられている
『健康・医療情報の見極め方・向き合い方─健康・医療に関わる賢い選択のために知っておきたいコツ教えます』大野智（大修館書店）
著者は厚生労働省のeJIM（「統合医療」情報発信サイト）を主導しているエビデンス研究の第一人者。非常に丁寧にエビデンスやその扱い方、考え方をまとめた一冊。少々とっつきにくい内容もあるが、一度読んでみてほしい
『「エビデンス」の落とし穴』松村むつみ（青春出版社）
エビデンスとはそもそも何かということから解説した新書。読みやすく大事なポイントがよくまとまっている。エビデンスについて知りたければまず手に取ってみてほしい一冊

『みんなで知ろう！ 新型コロナワクチンとHPVワクチンの大切な話』木下喬弘（ワニブックス）

特にHPVVについて詳しくまとまっている一冊。特に日本での問題や現状についてわかりやすい

『新型コロナワクチン 本当の「真実」』宮坂昌之（講談社）

免疫学者による新型コロナワクチンの解説本。とても丁寧に文献をひもといておりわかりやすく正確性が高い

『子どもができて考えた、ワクチンと命のこと。』ユーラ・ビス（柏書房）

ワクチンのことについてわかりやすくまとめられている一冊。子どものいる人はぜひ読んでもらいたい

医学の歴史

『図説　医学の歴史』坂井建雄（医学書院）

医学の歴史がとてもわかりやすく多くのイラストとともに解説されている一冊

『病が語る日本史』酒井シヅ（講談社）

日本史からどのような病に人々がおかされ、どのように対応してきたのかがわかる

『世にも奇妙な人体実験の歴史』トレヴァー・ノートン（文藝春秋）

医学の発展の歴史でもある、実際に行われた人体実験について書かれた一冊

栄養学関係

『佐々木敏のデータ栄養学のすすめ』佐々木敏（女子栄養大学出版部）
本文中でも紹介したが、栄養学について知りたければまずこの一冊から

小児科領域

『新装版　小児科医ママの「育児の不安」解決 BOOK』森戸やすみ（内外出版社）
育児について特に医療に関わる部分や健康などについての知恵がまとまっている本
『ほむほむ先生の小児アレルギー教室』堀向健太（丸善出版）
小児アレルギーについて専門医がわかりやすく解説している一冊

女性の健康

『「子宮頸がん」と「女性のカラダ」』太田寛（日東書院）
産婦人科医による子宮頸癌などの解説本。とてもわかりやすい

皮膚科領域

『世界最高のエビデンスでやさしく伝える 最新医学で一番正しい アトピーの治し方』大塚篤司（ダイヤモンド社）
アトピー性皮膚炎についてのエビデンスにもとづいた治療が書かれている一冊
『マンガでわかる！ 子どものアトピー性皮膚炎のケア』堀向健太（内外出版社）
こちらもアトピーについての解説本。エビデンスにもとづきわかりやすく丁寧

感染症の本

『マンガでわかる感染症のしくみ事典』忽那賢志（ナツメ社）
感染症についてわかりやすくまとまっているイラストが豊富な本
『絵でわかる感染症 with もやしもん』岩田健太郎、石川雅之（講談社）
これもイラストでわかりやすく感染症がまとまっている一冊
『ウイルスは悪者か―お侍先生のウイルス学講義』髙田礼人、萱原正嗣（亜紀書房）
ウイルスとは何か、インフルエンザとエボラを中心にウイルス学者である著者の活動を交えて書かれた一冊

ワクチンの本

『小児科医ママとパパのやさしい予防接種 BOOK』森戸やすみ、宮原篤（内外出版社）
ワクチン・予防接種について基本事項、歴史から実際の受け方までよくまとまっている一冊。Q&A方式で読みやすい

病理医が切実に伝えたい
病気の仕組みと予防の正解

2024年6月20日　第1刷発行

著　　者　峰宗太郎
発 行 者　鉄尾周一
発 行 所　株式会社マガジンハウス
〒104-8003 東京都中央区銀座3-13-10
書籍編集部　☎03-3545-7030
受注センター　☎049-275-1811

印刷・製本所　中央精版印刷株式会社
ブックデザイン　tobufune（小口翔平＋須貝美咲＋青山風音）
本文デザイン　荒木香樹（コウキデザイン）
イラストレーション　髙栁浩太郎
編 集 協 力　福島結美子

ISBN978-4-8387-3255-5 C0047